Farzad Rassaei

Microplásticos: Ameaças invisíveis ao nosso planeta e à nossa saúde

Farzad Rassaei

Microplásticos: Ameaças invisíveis ao nosso planeta e à nossa saúde

ScienciaScripts

Imprint
Any brand names and product names mentioned in this book are subject to trademark, brand or patent protection and are trademarks or registered trademarks of their respective holders. The use of brand names, product names, common names, trade names, product descriptions etc. even without a particular marking in this work is in no way to be construed to mean that such names may be regarded as unrestricted in respect of trademark and brand protection legislation and could thus be used by anyone.

Cover image: www.ingimage.com

This book is a translation from the original published under ISBN 978-620-7-65468-0.

Publisher:
Sciencia Scripts
is a trademark of
Dodo Books Indian Ocean Ltd. and OmniScriptum S.R.L publishing group

120 High Road, East Finchley, London, N2 9ED, United Kingdom
Str. Armeneasca 28/1, office 1, Chisinau MD-2012, Republic of Moldova, Europe
Printed at: see last page
ISBN: 978-620-7-95944-0

Dr. Farzad Rassaei

Microplásticos: Ameaças invisíveis ao nosso planeta e à nossa saúde

Microplásticos: Ameaças invisíveis ao nosso planeta e à nossa saúde

Fontes e percursos dos deputados

Impacto ambiental dos deputados

Implicações para a saúde humana

Deteção e medição de MPs

Regulamentação e respostas políticas

Soluções e estratégias de atenuação

Direcções futuras e investigação

Estudos de caso e exemplos do mundo real

Por: Dr. Farzad Rassaei, PhD

Correio eletrónico: Farzad.rassaei20@gmail.com

ORCID: https://orcid.org/0000-0002-8493-0912

https://scholar.google.com/citations?user=OkeNr70AAAAJ&hl=en

Índice

Resumo

Nas últimas décadas, a proliferação de produtos de plástico transformou a vida moderna, oferecendo comodidade e utilidade em vários sectores. No entanto, a utilização generalizada de plásticos também deu origem a uma crise ambiental e sanitária significativa: Os microplásticos (MP). Estas minúsculas partículas de plástico, muitas vezes com menos de 5 milímetros de tamanho, são poluentes generalizados que representam sérias ameaças aos ecossistemas, à vida selvagem e à saúde humana. Este livro, "MPs: Invisible Threats to Our Planet and Health" (MPs: Ameaças invisíveis ao nosso planeta e à nossa saúde), apresenta uma análise exaustiva dos MPs, explorando as suas origens, vias, impacto ambiental, implicações para a saúde, métodos de deteção, respostas regulamentares e potenciais soluções. O livro começa com uma introdução aos MPs, definindo as suas várias formas e traçando a história da utilização do plástico e o consequente aumento da poluição por MPs. Aprofunda as fontes primárias e secundárias de MPs, desde produtos de consumo a processos industriais, e descreve como estas partículas entram e se espalham pelo ambiente, contaminando o ar, a água e o solo.

O impacto ambiental dos MPs é profundo, afectando os ecossistemas marinhos e de água doce, os habitats terrestres e até a atmosfera. Este livro descreve em pormenor os efeitos adversos na vida selvagem, incluindo a ingestão e o emaranhamento, e as consequências ecológicas mais vastas. Aborda também a forma como os MP perturbam os ciclos de nutrientes e degradam os ambientes naturais. As implicações da exposição aos MPs para a saúde humana são uma preocupação crescente. Através da ingestão, inalação e contacto dérmico, os MPs podem entrar no corpo humano, conduzindo potencialmente a efeitos toxicológicos. Este livro analisa a investigação atual sobre os riscos para a saúde associados aos MPs, destacando populações vulneráveis como as crianças, as mulheres grávidas e os trabalhadores de determinadas indústrias.

A deteção e a medição de MPs apresentam desafios científicos significativos. Este livro descreve as várias técnicas de amostragem e métodos analíticos utilizados para identificar e quantificar os MP em diferentes ambientes, discutindo as limitações e inovações neste domínio. Em resposta à crise dos MPs, as medidas regulamentares e políticas estão a evoluir. Este livro examina os esforços internacionais, as políticas nacionais, as responsabilidades das empresas e o papel da sensibilização do público e da advocacia no combate à poluição por MPs. Destaca também estudos de casos bem sucedidos e exemplos reais de intervenções eficazes. As soluções e estratégias de atenuação são fundamentais para combater a poluição por MPs. O livro explora a redução da produção e do consumo de plástico, o desenvolvimento de alternativas biodegradáveis, a melhoria das práticas de gestão de resíduos e o apoio a iniciativas de limpeza. Oferece conselhos práticos para indivíduos que procuram fazer a diferença e incentiva a ação colectiva para um futuro sem plásticos.

O livro olha para o futuro, considerando as tecnologias emergentes para a deteção e remoção de MPs, os estudos ecológicos e de saúde em curso e a importância dos esforços de colaboração entre cientistas, governos e o público. Salienta a urgência de combater a poluição por MPs e apela a uma ação imediata e sustentada.

"MPs: Ameaças invisíveis ao nosso planeta e à nossa saúde" é um recurso vital para compreender as complexidades da poluição por MPs e os seus efeitos de longo alcance. O seu objetivo é informar e inspirar os leitores, promovendo uma maior consciencialização e levando-os a tomar medidas significativas para proteger o nosso ambiente e a nossa saúde desta ameaça insidiosa.

Introdução

As MP, definidas como pequenas partículas de plástico, normalmente com menos de 5 milímetros de diâmetro, surgiram como uma preocupação crítica no discurso ambiental contemporâneo. Este capítulo introdutório apresenta uma visão geral dos MP, incluindo a sua definição, tipos, contexto histórico, fundamentos científicos, fontes, vias e impactes ambientais.

As MPs englobam uma gama diversificada de pequenas partículas de plástico categorizadas em dois tipos principais: MPs primárias e MPs secundárias. As MP primárias são intencionalmente fabricadas para serem pequenas e incluem microesferas encontradas em cosméticos, abrasivos industriais e pellets de plástico de pré-produção (nurdles). Os MP secundários, por outro lado, resultam da fragmentação de artigos de plástico maiores, como garrafas, sacos e redes de pesca, através de processos como a meteorização, a abrasão e a fotodegradação (Andrady, 2017; Rassaei 2023; Rassaei 2024).

O advento dos plásticos no início do século XX anunciou uma era transformadora na paisagem industrial e de consumo. A sua versatilidade, durabilidade e rentabilidade levaram à sua adoção generalizada em diversos sectores, desde as embalagens e a construção até aos cuidados de saúde e à eletrónica. No entanto, a proliferação descontrolada da produção de plástico, particularmente na era pós-Segunda Guerra Mundial, precipitou desafios ambientais significativos, principalmente decorrentes de práticas inadequadas de gestão de resíduos (Andrady, 2015).

As MPs consistem em várias composições de polímeros, incluindo polietileno, polipropileno, poliestireno e cloreto de polivinilo, entre outros. Estes polímeros têm a capacidade de absorver e libertar substâncias químicas, incluindo poluentes orgânicos persistentes (POP) e metais pesados, o que torna as MP potenciais vectores de substâncias tóxicas. Além disso, os atributos físicos dos MPs, como tamanho, forma, densidade e área de superfície, ditam seu destino ambiental e interações com a biota (Wright & Kelly, 2017).

A entrada de MPs no ambiente ocorre através de vias multifacetadas. As fontes primárias incluem as emissões diretas de produtos de higiene pessoal, os derrames industriais e a queda de fibras sintéticas durante a lavagem de têxteis. As fontes secundárias implicam a fragmentação de artigos de plástico de maiores dimensões, como materiais de embalagem e artes de pesca, disseminando os MPs pelos ecossistemas terrestres, de água doce e marinhos através de mecanismos de transporte pelo ar, pela água e pelo solo (Kershaw e Rochman, 2015).

Nos ecossistemas marinhos, os MP exercem efeitos generalizados, infiltrando-se em habitats que vão desde as regiões costeiras até às profundezas do mar. Os organismos marinhos de vários níveis tróficos, incluindo o plâncton, os peixes, as aves marinhas e os mamíferos marinhos, são susceptíveis de ingerir MP, o que provoca danos físicos, compromete a eficiência da alimentação e expõe os organismos a substâncias perigosas. A bioacumulação de MPs nas cadeias alimentares marinhas constitui uma ameaça profunda à biodiversidade e à integridade dos ecossistemas.

Esta visão abrangente prepara o terreno para uma exploração mais profunda dos MPs, abrangendo as suas ramificações ecológicas, implicações para a saúde humana, metodologias de deteção, quadros regulamentares e estratégias de atenuação. Ao desvendar as complexidades que envolvem a poluição por MPs, este livro procura iluminar caminhos para uma gestão ambiental sustentável e para a proteção da saúde pública.

Os ecossistemas de água doce, abrangendo rios, lagos e zonas húmidas, enfrentam impactos significativos da poluição por MPs. A pesquisa por Free et al. (2014) revelou altos níveis de MPs em um grande lago de montanha remoto, destacando o alcance generalizado desta poluição. Koelmans et al. (2016) enfatizam que ambientes de água doce podem servir como condutos para MPs originários de áreas urbanas e industriais, facilitando o seu transporte para o oceano. Além disso, Wagner et al. (2014) salientam os efeitos prejudiciais dos MPs sobre os organismos aquáticos, processos ecológicos e qualidade da água em sistemas de água doce.

Em paisagens terrestres, incluindo solos e terras agrícolas, os MPs também estão presentes, representando ameaças à estrutura do solo, à retenção de água e à saúde dos organismos do solo (Free et al., 2014). As fontes de MPs em ambientes terrestres incluem a aplicação de lamas de depuração, a cobertura vegetal de plástico na agricultura e a deposição atmosférica (Wagner et al., 2014; Rassaei 2024; Rassaei 2023).

Os MPs transportados pelo ar, originários de poeira urbana, emissões industriais e detritos plásticos fragmentados, representam riscos para a qualidade do ar e podem ser potencialmente inalados por humanos e animais (Dris et al., 2016). A distribuição global de MPs transportados pelo ar ressalta a natureza difundida da poluição plástica, como destacado por Lusher et al. (2021).

Em termos de implicações para a saúde humana, as vias de exposição aos MPs incluem a ingestão, a inalação e o contacto dérmico. Schwabl et al. (2019) realizaram um estudo que detetou vários MPs nas fezes humanas, levantando preocupações sobre a ingestão de MPs através de alimentos e água contaminados. A inalação de MPs transportados pelo ar é outra via de exposição, ocorrendo tanto em ambientes internos quanto externos (Dris et al., 2016). Além disso, o contacto dérmico pode ocorrer através da utilização de produtos de higiene pessoal e cosméticos que contenham microesferas (Schwabl et al., 2019).

A presença de MPs em alimentos e água potável é uma preocupação crescente, com estudos detectando MPs em frutos do mar, sal de mesa, água da torneira e água engarrafada (Wagner et al., 2014). Os riscos potenciais para a saúde associados à ingestão de MP incluem danos físicos ao trato gastrointestinal e exposição a produtos químicos tóxicos adsorvidos nas partículas (Schwabl et al., 2019).

Além disso, os efeitos da exposição aos MPs na saúde ainda estão a ser estudados, com provas emergentes que sugerem riscos potenciais, como danos físicos e inflamação nos tecidos, perturbação dos processos celulares e riscos a longo prazo para doenças crónicas (Koelmans et al., 2016).

Certas populações são mais vulneráveis aos efeitos dos MPs. As crianças e as mulheres grávidas podem enfrentar maiores riscos devido aos seus sistemas em desenvolvimento e ao potencial para níveis de exposição mais elevados (Lithner et al., 2012). Os trabalhadores de indústrias que envolvem o fabrico e o processamento de plásticos também podem sofrer uma exposição elevada e riscos de saúde associados (Sikorski et al., 2019).

A deteção e medição precisas de MPs requerem técnicas de amostragem robustas adaptadas a diferentes ambientes (Hidalgo-Ruz et al., 2012; Rassaei 2023). Os métodos de amostragem variam para a água, sedimentos, solo e ar, cada um com protocolos específicos para garantir uma recolha de dados representativa e fiável.

A análise laboratorial de MPs envolve a identificação de sua composição e a quantificação de sua abundância (Cole et al., 2011). As técnicas incluem inspeção visual, espetroscopia (por exemplo, FTIR, Raman) e análise térmica (por exemplo, TGA, DSC). Os avanços nos métodos analíticos estão a melhorar a precisão e a exatidão da deteção de MPs.

A deteção de MPs coloca vários desafios, incluindo a diferenciação de MPs de outras partículas, a deteção de nanoplásticos e a padronização de métodos (Hermabessiere et al., 2017). As inovações em tecnologia e metodologia estão a abordar estes desafios, melhorando a nossa capacidade de monitorizar a poluição por MPs.

As organizações e os acordos internacionais desempenham um papel crucial na abordagem da poluição por MPs (Kershaw e Rochman, 2015). Os esforços incluem as iniciativas do Programa das Nações Unidas para o Ambiente (PNUA), a Convenção de Basileia sobre o Controlo dos Movimentos Transfronteiriços de Resíduos Perigosos e as estratégias da União Europeia sobre plásticos e economia circular.

Vários países estão a implementar políticas para reduzir a poluição por MPs (G7, 2018). Estudos de caso de nações como os Estados Unidos, Canadá, estados membros da União Europeia e países asiáticos destacam diferentes abordagens para regulamentar os MPs, incluindo proibições de microesferas, responsabilidade alargada do produtor e campanhas de sensibilização do público.

O papel da indústria é fundamental para combater a poluição por MPs (Jambeck et al., 2018). As empresas estão a adotar práticas sustentáveis, a reduzir a utilização de plástico, a desenvolver alternativas biodegradáveis e a participar em esforços de limpeza. As iniciativas de responsabilidade empresarial e os compromissos voluntários são componentes essenciais da estratégia global de combate à poluição por plásticos.

As organizações não governamentais (ONG) e os activistas são fundamentais para aumentar a sensibilização para a poluição causada pelos MPs e para defender mudanças nas políticas (Thompson, 2015). As campanhas públicas, os programas educativos e os movimentos de base estão a impulsionar a mudança social e a aumentar a pressão sobre os governos e as indústrias para que tomem medidas.

A redução da produção e do consumo de plásticos é fundamental para mitigar a poluição por MPs (Geyer et al., 2017). As estratégias incluem a promoção de produtos reutilizáveis, a minimização dos plásticos de utilização única e o incentivo a alternativas sustentáveis.

Os plásticos biodegradáveis oferecem uma solução potencial para a poluição por plásticos (Thompson et al., 2009). Os avanços na ciência dos materiais estão a desenvolver novos polímeros biodegradáveis que podem decompor-se mais eficientemente em ambientes naturais, reduzindo a persistência dos resíduos de plástico.

A gestão eficaz dos resíduos é crucial para controlar a poluição por plásticos (Cozar et al., 2014). A melhoria das taxas de reciclagem, o desenvolvimento de tecnologias de upcycling e a implementação de sistemas de valorização energética dos resíduos podem ajudar a gerir os resíduos de plástico de forma mais sustentável.

Várias iniciativas de limpeza são essenciais para eliminar a poluição plástica existente (Lebreton et al., 2018). Estão a ser utilizadas tecnologias inovadoras, como barreiras flutuantes e sistemas de filtragem, para capturar e remover os MP dos ambientes aquáticos.

Os indivíduos desempenham um papel vital no combate à poluição por MPs (Jang et al., 2019). Ações simples, como reduzir o uso de plástico, apoiar produtos sustentáveis, participar em limpezas locais e defender mudanças de políticas, podem coletivamente ter um impacto significativo.

A investigação em curso está a desenvolver novas tecnologias para a deteção e remoção de MPs (Lusher et al., 2017). Os avanços na nanotecnologia, biotecnologia e engenharia ambiental são promissores para soluções mais eficazes para a crise dos MPs.

O biochar, um material rico em carbono produzido a partir da decomposição térmica da biomassa em condições limitadas de oxigénio, surgiu como uma ferramenta promissora na mitigação da poluição por MPs (Rassaei 2023; Rassaei 2024; Inyang et al., 2016). Quando aplicado ao solo, o biochar demonstrou ser eficaz na adsorção de contaminantes orgânicos e metais pesados (Rassaei 2022; Rassaei 2023). Estudos sugerem que o biochar pode também adsorver MPs, reduzindo assim a sua mobilidade e biodisponibilidade no ambiente (Rassaei 2024).

A estrutura porosa e a elevada área de superfície do biocarvão proporcionam amplos locais para a sorção de MP (Kumar et al., 2023; Rassaei 2023). Além disso, a estabilidade do biocarvão no ambiente do solo garante o sequestro a longo prazo dos poluentes adsorvidos, incluindo os MP (Luo et al., 2022; Rassaei 2023). Ao incorporar biocarvão em solos agrícolas ou ao utilizá-lo como corretivo do solo em zonas contaminadas, o risco de lixiviação de MPs para massas de água ou de absorção pelas plantas pode ser atenuado (Wang et al., 2017).

A investigação sobre a utilização de biochar para a remediação de MPs está ainda a dar os primeiros passos, mas os resultados preliminares são promissores. São necessários mais estudos para otimizar as propriedades do biochar, as taxas de aplicação e as estratégias de utilização para a remoção e contenção eficazes de MPs em diferentes contextos ambientais.

São necessários estudos de longo prazo para compreender o impacto total dos MPs nos ecossistemas e na saúde humana (Wright et al., 2013). São necessários programas de investigação abrangentes para avaliar os riscos de exposição crónica, as consequências ecológicas e a eficácia das estratégias de mitigação.

A colaboração entre cientistas, governos, indústrias e o público é essencial para abordar a poluição por MPs (Galgani et al., 2013). São necessários esforços multidisciplinares e multi-sectoriais para desenvolver e implementar políticas eficazes, tecnologias e iniciativas educacionais.

Alcançar um futuro sem plástico requer uma abordagem transformadora da forma como produzimos, utilizamos e gerimos os plásticos (Hoellein et al., 2019). Esta visão inclui uma mudança para materiais sustentáveis, princípios de economia circular e um compromisso global para reduzir a poluição por plásticos.

"MPs: Invisible Threats to Our Planet and Health" fornece uma análise abrangente da crise dos MPs, destacando a necessidade urgente de ação para proteger o nosso ambiente e saúde. Através de uma exploração detalhada das fontes, impactos, métodos de deteção, respostas regulamentares e potenciais soluções, este livro tem como objetivo informar e inspirar os leitores a juntarem-se à luta contra a poluição por MPs. Ao compreender as complexidades desta questão e ao trabalhar em conjunto, podemos criar um futuro mais limpo e saudável para o nosso planeta e para nós próprios.

Fontes e percursos dos deputados

Os MP têm origem em várias fontes e percorrem múltiplas vias para se tornarem contaminantes ambientais generalizados. A compreensão destas fontes e vias é crucial para o desenvolvimento de estratégias eficazes de mitigação da poluição por MPs.

Deputados primários e secundários: Origens e diferenças

Deputados primários

Os MP primários são fabricados para serem pequenos e são frequentemente utilizados em aplicações específicas. Incluem:

Microesferas: Estas minúsculas partículas de plástico encontram-se normalmente em produtos de higiene pessoal, como esfoliantes, pastas de dentes e cosméticos. As microesferas são concebidas para serem pequenas para a utilização a que se destinam, o que leva à sua classificação como MP primárias.

As microesferas, minúsculas partículas de plástico normalmente com menos de 5 milímetros de diâmetro, são predominantes numa variedade de produtos de cuidados pessoais, incluindo esfoliantes, pastas de dentes e cosméticos. O seu tamanho pequeno e a sua forma esférica tornam-nas particularmente eficazes para os fins a que se destinam, tais como proporcionar uma ação abrasiva para esfoliar a pele ou adicionar textura às formulações cosméticas. No entanto, o seu próprio design levou a desafios ambientais significativos, classificando-os como MPs primários - aqueles fabricados intencionalmente a uma escala microscópica (Carr, 2017; Rassaei 2023).

As microesferas são geralmente fabricadas em polietileno (PE), polipropileno (PP), poliestireno (PS) ou polimetacrilato de metilo (PMMA). Estes materiais são escolhidos pela sua durabilidade, estabilidade e relação custo-eficácia (Napper & Thompson, 2016; Rassaei 2024). Nos produtos esfoliantes, as microesferas funcionam como esfoliantes físicos, ajudando na remoção das células mortas da pele para melhorar a sua textura e aparência. Na pasta de dentes, actuam como abrasivos suaves para aumentar o poder de limpeza. Nos cosméticos, as microesferas podem desempenhar várias funções, como enchimento para melhorar a textura e a sensação do produto ou como transportadores de ingredientes activos (Eriksen et al., 2013).

Uma vez utilizados estes produtos, as microesferas são levadas pelo ralo, entrando nos sistemas de águas residuais. Devido ao seu pequeno tamanho, escapam frequentemente aos processos de filtração nas estações de tratamento de águas residuais e são subsequentemente descarregadas em rios, lagos e oceanos. Este facto leva a uma distribuição generalizada em ambientes aquáticos, onde persistem devido à sua natureza não biodegradável (Rochman et al., 2013).

As microesferas contribuem para o problema crescente da poluição por MPs nos ecossistemas marinhos e de água doce. Foram encontradas em quantidades significativas em sedimentos e colunas de água em todo o mundo. Por exemplo, estudos relataram a contaminação por microesferas nos Grandes Lagos na América do Norte, que são fontes críticas de água doce e biodiversidade (Eriksen et al., 2013).

A presença de microesferas em ambientes aquáticos constitui uma grave ameaça para a vida selvagem. Os organismos aquáticos, desde o pequeno plâncton até aos peixes maiores e aos mamíferos marinhos, podem ingerir estas partículas. A ingestão pode levar a bloqueios físicos, redução da ingestão nutricional e potencial exposição a substâncias tóxicas adsorvidas na superfície dos microplásticos (Rochman et al., 2013). Além disso, as microesferas podem ser bioacumuladas na cadeia alimentar, afectando potencialmente os níveis tróficos superiores, incluindo os seres humanos que consomem marisco (Ballent et al., 2012).

Os potenciais impactos na saúde humana são motivo de preocupação crescente. A investigação indicou que os MP, incluindo as microesferas, podem albergar agentes patogénicos nocivos e poluentes químicos, que podem ser ingeridos indiretamente através de marisco e fontes de água contaminados (Carr, 2017). As implicações para a saúde humana ainda estão a ser investigadas, mas existe preocupação com a exposição crónica e os potenciais efeitos toxicológicos (Rochman et al., 2013).

Pellets de pré-produção (Nurdles): Estes pequenos granulados de plástico são utilizados como matérias-primas no fabrico de produtos de plástico. São frequentemente derramados durante o transporte e manuseamento, levando à contaminação ambiental.

Os granulados de pré-produção, vulgarmente conhecidos como "nurdles", são pequenos granulados de plástico que servem de matéria-prima para o fabrico de produtos de plástico. Estes granulados são normalmente redondos e têm um tamanho que varia entre 1 e 5 milímetros. Devido ao seu tamanho pequeno e à sua natureza leve, os nurdles são facilmente derramados durante o transporte e o manuseamento, levando a uma contaminação ambiental significativa.

As salsichas são frequentemente derramadas no ambiente durante as várias fases do seu ciclo de vida, incluindo a produção, o transporte e a transformação. Estes derrames podem ocorrer nos locais de fabrico, durante as operações de carga e descarga nos portos e ao longo do processo de transporte por via férrea, rodoviária ou marítima (Cole et al., 2011). Uma vez libertados no ambiente, os resíduos são transportados pelo vento e pelas correntes de água, o que lhes permite dispersarem-se amplamente pelos ecossistemas terrestres e marinhos.

Os rolos de macarrão contribuem significativamente para a poluição marinha. São flutuantes e podem ser transportados a grandes distâncias pelas correntes oceânicas, acumulando-se nas zonas costeiras e nas praias de todo o mundo. Estudos demonstraram que os rolos de peixe são um dos tipos mais prevalentes de poluição por MPs encontrados nas praias e em ambientes marinhos (Gregory, 2009). Podem ser confundidos com alimentos por organismos marinhos, levando à ingestão e a efeitos potencialmente nocivos para a vida selvagem.

A ingestão de nurdles por organismos marinhos é uma preocupação crescente. Os animais marinhos, incluindo peixes, aves e invertebrados, podem confundir estes pellets com alimentos devido ao seu pequeno tamanho e forma. A ingestão de nurdles pode causar bloqueios físicos no sistema digestivo, reduzir a sensação de saciedade e levar à desnutrição (Cole et al., 2011). Além disso, os rolos podem adsorver e concentrar poluentes tóxicos da água circundante, introduzindo substâncias químicas nocivas na cadeia alimentar quando ingeridos pela vida marinha (Mato et al., 2001).

Os roedores podem atuar como vectores de poluição química em ambientes marinhos. Devido à sua natureza hidrofóbica, têm uma elevada afinidade para os poluentes orgânicos persistentes (POP), como os bifenilos policlorados (PCB), os hidrocarbonetos aromáticos policíclicos (HAP) e os pesticidas. Estes poluentes podem acumular-se na superfície das nurdículas e ser ingeridos por organismos marinhos, causando potencialmente efeitos tóxicos e bioacumulação na cadeia alimentar (Teuten et al., 2009).

Nalgumas regiões, foram envidados esforços para atenuar o impacto ambiental dos resíduos de milho. Estes incluem medidas para melhorar as práticas de manuseamento durante o transporte e a transformação, bem como políticas para reduzir os derrames e as perdas. Por exemplo, o programa Operation Clean Sweep é uma iniciativa internacional que tem como objetivo evitar a perda de pellets de plástico através de melhores práticas de gestão e formação para os funcionários da indústria do plástico (American Chemistry Council, 2020).

Os pellets de pré-produção, ou nurdles, são uma fonte significativa de contaminação ambiental devido à sua utilização generalizada e à propensão para derrames durante o transporte e o manuseamento. A sua presença em ambientes marinhos representa um risco para a vida selvagem através da ingestão e da poluição química. A resolução do problema da poluição por nurdles exige esforços coordenados da indústria, dos reguladores e das organizações ambientais para melhorar as práticas de manuseamento, fazer cumprir os regulamentos e aumentar a sensibilização para o impacto ambiental destes pequenos pellets de plástico.

Abrasivos industriais: Os MP utilizados em processos industriais, como o jato de areia e o polimento, são também fontes primárias. Estas partículas podem entrar no ambiente através de uma eliminação incorrecta ou de escoamento.

Os MP utilizados em processos industriais, como o jato de areia e o polimento, representam fontes significativas de poluição primária por MP. Estas pequenas partículas de plástico são concebidas pelas suas propriedades abrasivas, que as tornam eficazes para a limpeza, o polimento e a preparação de superfícies em várias aplicações industriais. No entanto, a sua utilização pode levar à contaminação ambiental através da eliminação inadequada ou escoamento, colocando riscos ecológicos e de saúde significativos (Zhao et al., 2017).

Os abrasivos industriais fabricados a partir de MPs são normalmente utilizados em jato de areia, um processo em que as partículas abrasivas são impelidas a alta velocidade para limpar ou gravar superfícies. Estas partículas são também utilizadas em aplicações de polimento para alisar superfícies com um elevado grau de acabamento. Os materiais utilizados para estes abrasivos podem incluir uma variedade de polímeros, como o polietileno (PE), o polipropileno (PP) e o cloreto de polivinilo (PVC), escolhidos pela sua dureza e durabilidade (Andrady, 2011).

A utilização de MPs em processos industriais pode resultar numa contaminação ambiental significativa. Durante e após a utilização, estas partículas abrasivas podem transformar-se em resíduos e entrar no ambiente se não forem corretamente contidas ou eliminadas. Por exemplo, as partículas utilizadas no jato de areia podem ser espalhadas por grandes áreas e as utilizadas no polimento podem entrar nos fluxos de águas residuais (Zhao et al., 2016). As práticas de eliminação inadequadas e o escoamento de locais industriais podem transportar estas partículas para massas de água naturais e para o solo, contribuindo para a poluição generalizada por MPs.

As MP provenientes de abrasivos industriais foram identificadas tanto em ambientes marinhos como terrestres. No meio marinho, estas partículas podem depositar-se nos sedimentos ou permanecer suspensas na coluna de água, onde representam um risco para os organismos aquáticos. Estudos documentaram a presença de MPs industriais em sedimentos costeiros e offshore, indicando a sua persistência e mobilidade no ambiente marinho (Fendall & Sewell, 2009). Em terra, os MPs podem contaminar o solo e entrar nos sistemas agrícolas através da irrigação com água contaminada ou através da deposição atmosférica (Nizzetto et al., 2016).

A presença no ambiente de MPs provenientes de abrasivos industriais pode ter efeitos prejudiciais para a vida selvagem e os ecossistemas. Os organismos aquáticos, incluindo peixes, invertebrados e filtradores, podem ingerir estas partículas, causando danos físicos, redução da eficiência alimentar e exposição a substâncias tóxicas adsorvidas nas superfícies das partículas. A investigação demonstrou que as MP podem transportar substâncias químicas nocivas, tais como metais pesados e poluentes orgânicos persistentes (POP), que podem bioacumular-se e ampliar-se através da cadeia alimentar, afectando potencialmente os níveis tróficos superiores, incluindo os seres humanos (Rochman et al., 2013; Rassaei 2023; Rassaei 2024).

Para atenuar o impacto ambiental dos MP provenientes de abrasivos industriais, podem ser aplicadas várias medidas. Estas incluem a melhoria das práticas de gestão de resíduos, a adoção de materiais alternativos e o reforço dos quadros regulamentares. As indústrias podem implementar as melhores práticas de gestão para conter e eliminar corretamente os resíduos abrasivos, impedindo-os de entrar no ambiente. Além disso, a investigação e o desenvolvimento de materiais abrasivos biodegradáveis ou menos nocivos podem proporcionar alternativas sustentáveis (UNEP, 2016).

Os MP utilizados em processos industriais como o jato de areia e o polimento são fontes significativas de contaminação ambiental. A sua eliminação e escoamento incorrectos podem levar a uma poluição generalizada nos ecossistemas marinhos e terrestres. A resolução deste problema exige esforços coordenados da indústria, dos reguladores e dos investigadores para melhorar as práticas de gestão de resíduos, desenvolver alternativas sustentáveis e aplicar regulamentos destinados a reduzir a poluição por MPs.

Deputados do secundário

Os MP secundários são formados a partir da decomposição de objectos de plástico maiores. São originários de:

Detritos de plástico: Os artigos de plástico de maiores dimensões, como garrafas, sacos, redes de pesca e materiais de embalagem, degradam-se em partículas mais pequenas através de processos como a meteorização, a abrasão e a fotodegradação.

Os detritos de plástico, desde objectos maiores como garrafas, sacos, redes de pesca e materiais de embalagem até partículas mais pequenas, são uma caraterística omnipresente das paisagens modernas. Ao longo do tempo, os artigos de plástico de maiores dimensões sofrem processos de degradação, como a meteorização, a abrasão e a fotodegradação, decompondo-se em fragmentos mais pequenos e, eventualmente, em MP. Esta transição do macro para o micro é um fator significativo para a proliferação da poluição por MPs em vários ambientes.

A meteorização, a decomposição gradual dos plásticos devido à exposição a factores ambientais como a luz solar, o calor e a humidade, desempenha um papel crucial na fragmentação de detritos de plástico de maiores dimensões (Cole et al., 2011). A radiação ultravioleta (UV) da luz solar pode enfraquecer as ligações químicas dos plásticos, levando à fragilização e fragmentação. A abrasão mecânica, causada por interações físicas com superfícies ou outros materiais, acelera ainda mais a decomposição dos plásticos em fragmentos mais pequenos (Thompson et al., 2009). Além disso, a fotodegradação, a decomposição química dos plásticos induzida pela radiação UV, resulta na formação de cadeias poliméricas mais pequenas e, em última análise, de partículas de MPs (Andrady, 2011).

Os detritos plásticos têm origem numa variedade de fontes, incluindo actividades terrestres, actividades marinhas e derrames acidentais. As fontes comuns incluem a eliminação incorrecta de resíduos, a deposição de lixo, as descargas industriais e as operações marítimas (Geyer et al., 2017). Os artigos de plástico descartados, como embalagens de utilização única, garrafas e artes de pesca, contribuem significativamente para a acumulação de detritos de plástico em ambientes terrestres e aquáticos. Uma vez no ambiente, esses itens plásticos maiores passam por processos de degradação, fragmentando-se gradualmente em MPs por meio de mecanismos físicos e químicos.

Os MPs resultantes da degradação de itens plásticos maiores estão distribuídos em ambientes terrestres, de água doce e marinhos. Podem ser encontrados em solos, sedimentos, águas superficiais e até na atmosfera (Wu et al., 2019). Em ambientes marinhos, os MPs são difundidos, com concentrações observadas em águas costeiras, oceanos abertos e sedimentos de profundidade (Zarfl & Matthies, 2010). Essas partículas podem viajar longas distâncias através de correntes oceânicas e transporte atmosférico, contribuindo para a poluição global de MPs.

A proliferação de MPs em ambientes naturais apresenta riscos significativos para os ecossistemas e a vida selvagem. Os organismos marinhos, incluindo peixes, aves marinhas e mamíferos marinhos, podem ingerir partículas de MPs, levando a danos físicos, redução da eficiência alimentar e potencial toxicidade de poluentes químicos associados (Wright & Kelly, 2017). As MPs também podem adsorver e transportar substâncias nocivas, como metais pesados e poluentes orgânicos persistentes, ampliando seu impacto nos ecossistemas aquáticos (Li et al., 2015). Além disso, as MPs podem servir como vectores para o transporte de espécies invasoras e agentes patogénicos, alterando ainda mais a dinâmica dos ecossistemas (Duis & Coors, 2016).

A transição dos detritos de plástico de macro para micro representa uma via significativa para a introdução de MPs no ambiente. Os processos de meteorização, abrasão e fotodegradação fragmentam gradualmente os artigos de plástico de maiores dimensões em partículas mais pequenas, contribuindo para a distribuição generalizada de MP nos ecossistemas terrestres e aquáticos. Para resolver a questão dos detritos de plástico são necessários esforços concertados para reduzir o consumo de plástico, melhorar as práticas de gestão de resíduos e desenvolver alternativas sustentáveis aos plásticos convencionais.

Têxteis sintéticos: A lavagem de vestuário sintético liberta microfibras, que são um tipo de MPs secundários, para as águas residuais. Estas fibras podem passar pelas estações de tratamento de águas residuais e entrar em ambientes aquáticos.

Os têxteis sintéticos, omnipresentes no vestuário moderno e nos tecidos domésticos, contribuem significativamente para a poluição por microfibras em ambientes aquáticos. As microfibras, um tipo de MP secundário, são libertadas quando o vestuário sintético é lavado, colocando desafios ambientais devido à sua persistência e potencial de bioacumulação.

Os têxteis sintéticos, como o poliéster, o nylon e o acrílico, são compostos por polímeros plásticos que libertam microfibras durante a lavagem. Estas microfibras são fios minúsculos, normalmente com menos de 5 milímetros de comprimento, que se desprendem do tecido devido à fricção e a forças mecânicas (Browne et al., 2011). Ao contrário dos MPs primários, que são intencionalmente fabricados a uma escala microscópica, as microfibras são um subproduto das actividades humanas e representam uma fonte significativa de poluição de MPs em ambientes aquáticos.

As microfibras libertadas durante a lavagem são transportadas através dos sistemas de águas residuais e podem passar pelas estações de tratamento de águas residuais em grande parte sem serem eliminadas (Browne et al., 2011). Os processos convencionais de tratamento de águas residuais não foram concebidos para capturar eficazmente as microfibras, permitindo que estas entrem nos rios, lagos e oceanos. Uma vez em ambientes aquáticos, as microfibras podem acumular-se nos sedimentos, nas águas superficiais e até nos tecidos dos organismos aquáticos.

A presença de microfibras em ambientes aquáticos representa um risco para os ecossistemas marinhos e de água doce. Estas fibras podem ser ingeridas por uma vasta gama de organismos, incluindo peixes, invertebrados e filtradores (Cole et al., 2013). As microfibras ingeridas podem causar danos físicos, dificultar a alimentação e a digestão e, potencialmente, transferir substâncias químicas tóxicas para a rede alimentar (Ziajahromi et al., 2017). Além disso, as microfibras podem atuar como vectores para o transporte de agentes patogénicos e espécies invasoras, afectando ainda mais a dinâmica dos ecossistemas.

O combate à poluição por microfibras requer uma abordagem multifacetada que envolva consumidores, fabricantes e decisores políticos. Os consumidores podem tomar medidas para reduzir a liberação de microfibras lavando roupas sintéticas com menos frequência, usando filtros de máquina de lavar ou sacos de roupa especializados projetados para capturar microfibras e escolhendo roupas feitas de fibras naturais quando possível (Napper et al., 2016). Os fabricantes podem explorar materiais alternativos e técnicas de produção para minimizar a libertação de microfibras, como a utilização de fibras biodegradáveis ou recicladas e a incorporação de tratamentos mecânicos para reduzir a libertação de fibras (Hartline et al., 2016). Os decisores políticos podem implementar regulamentos e normas para promover a adoção de sistemas de filtragem de microfibras em estações de tratamento de águas residuais e incentivar a investigação e a inovação na mitigação da poluição por microfibras.

Os têxteis sintéticos representam uma fonte significativa de poluição por microfibras em ambientes aquáticos, com implicações para a saúde do ecossistema e a biodiversidade. A resolução deste problema exige esforços de colaboração de várias partes interessadas para minimizar a libertação de microfibras, melhorar os processos de tratamento de águas residuais e desenvolver alternativas sustentáveis aos têxteis sintéticos.

Componentes automóveis: O desgaste de componentes automóveis, incluindo pneus e calços de travões, contribuem com MPs para o ambiente. Estas partículas podem ser transportadas através do escoamento rodoviário e da deposição atmosférica.

O desgaste dos componentes automóveis, incluindo os pneus e os calços dos travões, representam fontes significativas de poluição por MPs no ambiente. À medida que os veículos circulam nas estradas, a fricção entre os pneus e o pavimento, bem como a ação de travagem, leva à libertação de partículas de MPs. Estas partículas podem ser transportadas através do escoamento rodoviário e da deposição atmosférica, contribuindo para uma contaminação ambiental generalizada.

O desgaste dos pneus é uma das principais fontes de partículas de MPs nas estradas. O piso dos pneus, normalmente feito de compostos de borracha sintética contendo polímeros plásticos, como a borracha de estireno-butadieno (SBR) e o polibutadieno, desgasta-se gradualmente à medida que os veículos se deslocam, libertando pequenas partículas para o ambiente circundante (Nizzetto et al., 2016). Estas partículas de desgaste dos pneus, frequentemente designadas por poeiras de pneus, são constituídas por uma mistura complexa de borracha, aditivos plásticos e materiais da superfície da estrada.

O desgaste das pastilhas de travão é outra fonte significativa de poluição por MPs associada à utilização de automóveis. Quando os veículos travam, a fricção entre os calços dos travões e os rotores gera calor e abrasão, resultando na libertação de partículas finas para o ar (Olofsson et al., 2015). Estas partículas, compostas por componentes plásticos e metálicos dos calços dos travões e dos rotores, podem acumular-se nas superfícies das estradas e ser transportadas pelo vento e pelo escoamento superficial.

As partículas de MPs resultantes do desgaste dos pneus e dos travões podem ser arrastadas das estradas pela água da chuva ou pelo escoamento superficial e transportadas para ambientes aquáticos através dos sistemas de drenagem de águas pluviais. Estudos demonstraram que o escoamento rodoviário pode conter elevadas concentrações de MPs, sendo as partículas de desgaste dos pneus um componente predominante (Lambert & Wagner, 2016). Uma vez em ambientes aquáticos, estas partículas podem acumular-se nos sedimentos e nas águas superficiais, apresentando riscos para os organismos e ecossistemas aquáticos.

Para além do escoamento rodoviário, as partículas de MPs provenientes de fontes automóveis podem ser dispersas através da deposição atmosférica. O vento pode transportar partículas em suspensão a longas distâncias, depositando-as em superfícies terrestres e aquáticas (Zhou et al., 2020). A deposição atmosférica de MPs foi documentada em ambientes remotos, indicando a ampla distribuição e mobilidade dessas partículas.

A presença de partículas de MPs provenientes de fontes automóveis no ambiente representa um risco para os ecossistemas e a vida selvagem. Os organismos aquáticos, incluindo peixes, invertebrados e filtradores, podem ingerir essas partículas, causando danos físicos, redução da eficiência alimentar e potencial toxicidade dos poluentes químicos associados (Cole et al., 2013). As MPs também podem adsorver e transportar substâncias nocivas, como metais pesados e poluentes orgânicos persistentes, ampliando seu impacto nos ecossistemas aquáticos.

O desgaste dos componentes automóveis contribui significativamente para a poluição do ambiente por MPs. As partículas de desgaste dos pneus e dos travões são libertadas durante o funcionamento do veículo e podem ser transportadas para ambientes terrestres e aquáticos através do escoamento rodoviário e da deposição atmosférica. A resolução deste problema exige esforços de colaboração entre fabricantes de automóveis, decisores políticos e investigadores para desenvolver materiais e tecnologias sustentáveis que minimizem a libertação de MPs e atenuem os seus impactos ambientais.

Deputados em Produtos de Consumo

Os MPs são predominantes em vários produtos de consumo, que servem como fontes diretas de contaminação ambiental:

Produtos de higiene pessoal: Como já foi referido, os produtos que contêm microesferas contribuem significativamente para o problema. Embora muitos países tenham proibido ou restringido a sua utilização, os produtos existentes continuam a representar um risco.

Os MP são predominantes numa variedade de produtos de consumo, contribuindo diretamente para a contaminação ambiental. Estas minúsculas partículas de plástico são incorporadas em numerosos artigos do quotidiano, muitas vezes sem que os consumidores se apercebam da sua presença. De seguida, discutimos algumas das principais fontes de MPs em produtos de consumo e as suas implicações para a poluição ambiental.

Os produtos de cuidados pessoais, incluindo esfoliantes, pasta de dentes e cosméticos, contêm historicamente microesferas - pequenas partículas de plástico utilizadas pelas suas propriedades abrasivas. Embora muitos países tenham proibido ou restringido a utilização de microesferas devido ao seu impacto ambiental, os produtos existentes e os que ainda estão a ser utilizados continuam a representar um risco. Por exemplo, as microesferas dos produtos de higiene pessoal podem facilmente entrar nos sistemas de águas residuais durante a utilização de rotina, acabando por contornar as instalações de tratamento de esgotos e entrar em ambientes aquáticos (Napper et al., 2016; Sundt et al., 2015).

Outra fonte significativa de MPs em produtos de consumo são os têxteis sintéticos. As roupas feitas de fibras sintéticas como o poliéster, o nylon e o acrílico libertam microfibras durante a lavagem. Estas microfibras, um tipo de MP secundário, são demasiado pequenas para serem eficazmente capturadas pelas estações de tratamento de águas residuais, fazendo assim o seu caminho para massas de água naturais (Browne et al., 2011; Hartline et al., 2016). A contribuição dos têxteis sintéticos para a poluição por MP é considerável, dada a utilização generalizada destes materiais nas indústrias da moda e têxtil.

Certos produtos de limpeza, especialmente os concebidos para tarefas de limpeza abrasivas, também contêm partículas MPs. Estas MPs destinam-se a aumentar o poder de lavagem dos produtos, mas entram de forma semelhante nos sistemas de águas residuais durante a utilização e os processos de limpeza. O impacto ambiental destas partículas é significativo, uma vez que podem acumular-se nos ecossistemas aquáticos e entrar na cadeia alimentar (Eerkes-Medrano et al., 2015).

As partículas de MPs são utilizadas em vários processos industriais, como o jato de areia e o polimento. Estes abrasivos industriais são outra fonte direta de poluição por MP. A eliminação inadequada ou o escoamento de locais industriais podem libertar estas partículas para o ambiente, contribuindo para a contaminação do solo e da água (Boucher & Friot, 2017).

Os materiais de embalagem, especialmente os utilizados para alimentos e bens de consumo, contêm frequentemente MPs. Estes materiais podem fragmentar-se em partículas mais pequenas durante o manuseamento, a utilização e a eliminação. Os resíduos de embalagens geridos de forma incorrecta contribuem para a acumulação de MPs no ambiente, particularmente em aterros sanitários e ambientes marinhos (Geyer et al., 2017).

A presença de MPs em produtos de consumo tem implicações de grande alcance para a poluição ambiental. Uma vez libertados no ambiente, os MP são persistentes e podem ser transportados a longas distâncias pelas correntes de vento e de água. Eles se acumulam em vários ecossistemas, onde podem ser ingeridos pela vida selvagem, levando a danos físicos, exposição química e potencial bioacumulação na rede alimentar (Wright & Kelly, 2017). Além disso, os MPs podem servir como vectores de poluentes nocivos, agravando ainda mais o seu impacto ambiental.

Os MP em produtos de consumo representam uma fonte significativa de contaminação ambiental. Apesar dos esforços regulamentares para reduzir a utilização de MP em determinados produtos, a utilização contínua e a eliminação incorrecta continuam a contribuir para a sua presença em ambientes naturais. Para resolver esta questão, são necessárias estratégias globais que envolvam a reformulação dos produtos, uma melhor gestão dos resíduos e uma maior sensibilização do público para as fontes e os impactos dos MP.

Têxteis: Os tecidos sintéticos, como o poliéster, o nylon e o acrílico, libertam microfibras durante a lavagem. Estas microfibras são uma das principais fontes de MPs nas águas residuais domésticas e industriais.

Os tecidos sintéticos, incluindo o poliéster, o nylon e o acrílico, são amplamente utilizados na indústria têxtil para vestuário, artigos domésticos e aplicações industriais. Estes tecidos, embora duráveis e versáteis, libertam microfibras durante a lavagem, o que os torna uma importante fonte de MPs nas águas residuais domésticas e industriais.

Os tecidos sintéticos são compostos por polímeros de plástico que libertam fibras minúsculas, conhecidas como microfibras, quando sujeitas a forças mecânicas durante a lavagem. Estudos demonstraram que uma única carga de roupa pode libertar milhares de microfibras na água de lavagem. Estas fibras têm tipicamente menos de 5 milímetros de tamanho e podem passar através dos filtros das máquinas de lavar e das estações de tratamento de águas residuais, acabando por entrar nas massas de água naturais (Browne et al., 2011).

Nos lares, a lavagem de tecidos sintéticos é uma atividade de rotina que contribui significativamente para a poluição por microfibras. A investigação indica que as máquinas de lavar roupa domésticas são uma fonte primária de libertação de microfibras nos sistemas de águas residuais. Um estudo realizado por Napper e Thompson (2016) demonstrou que a lavagem de uma única peça de vestuário sintético pode libertar mais de 1 900 fibras por ciclo de lavagem, realçando a extensão da poluição por microfibras de fontes domésticas.

Para além das fontes domésticas, as instalações industriais que produzem ou processam têxteis sintéticos também contribuem para a poluição por microfibras. Os processos de fabrico de têxteis, incluindo o tingimento, o acabamento e o corte, geram grandes quantidades de microfibras que podem entrar nos fluxos de águas residuais industriais. Essas fibras muitas vezes não são efetivamente capturadas por sistemas de tratamento de águas residuais industriais, levando à sua descarga em cursos de água naturais (Gasperi et al., 2018).

A presença generalizada de microfibras em ambientes aquáticos representa um risco significativo para os ecossistemas marinhos e de água doce. As microfibras foram encontradas em vários habitats, desde sedimentos de águas profundas a águas superficiais, e podem ser ingeridas por uma vasta gama de organismos, incluindo plâncton, peixes e mariscos (Cole et al., 2011; Woodall et al., 2014). As microfibras ingeridas podem causar danos físicos aos organismos, reduzir a eficiência da alimentação e potencialmente transferir substâncias químicas nocivas através da cadeia alimentar (Rochman et al., 2013).

As estações de tratamento de águas residuais convencionais não foram concebidas para captar eficazmente as microfibras. Embora algumas microfibras sejam removidas durante os processos de tratamento primário e secundário, uma parte significativa passa pelo sistema e é descarregada no ambiente. Estudos recentes enfatizaram a necessidade de tecnologias avançadas de filtragem e melhores práticas de tratamento de águas residuais para mitigar a poluição por microfibras (Murphy et al., 2016).

A abordagem da poluição por microfibras de têxteis sintéticos requer uma abordagem multifacetada. Os consumidores podem reduzir a libertação de microfibras lavando roupas sintéticas com menos frequência, usando sacos de roupa especializados que capturam microfibras e optando por roupas feitas de fibras naturais quando possível (Hartline et al., 2016). A indústria têxtil pode explorar materiais inovadores e técnicas de produção para minimizar a libertação de fibras, como a utilização de fibras biodegradáveis e o aumento da durabilidade dos tecidos. Os decisores políticos podem promover a investigação e o desenvolvimento de tecnologias avançadas de tratamento de águas residuais e implementar regulamentos para controlar as emissões de microfibras (Napper et al., 2015).

Os têxteis sintéticos são uma fonte significativa de poluição por microfibras nas águas residuais domésticas e industriais. Estas microfibras contribuem para o problema crescente da contaminação por MPs em ambientes aquáticos, colocando em risco os ecossistemas e a vida selvagem. A resolução deste problema exige esforços de colaboração por parte dos consumidores, dos fabricantes e dos responsáveis políticos para desenvolver e aplicar estratégias de atenuação eficazes.

Produtos domésticos: Itens como produtos de limpeza, detergentes e tintas podem conter MPs, que podem entrar no ambiente através de águas residuais e escoamento.

Os produtos de uso doméstico, incluindo agentes de limpeza, detergentes e tintas, contêm frequentemente MPs. Estes MP podem entrar no ambiente através das águas residuais e do escoamento, contribuindo para o problema crescente da poluição por plásticos em vários ecossistemas.

Os produtos de limpeza doméstica, especialmente os que têm propriedades abrasivas, contêm frequentemente partículas de MPs concebidas para aumentar a sua eficiência de lavagem. Estas MPs, normalmente sob a forma de microesferas ou outras partículas pequenas, são lavadas pelo ralo durante a utilização e entram nos sistemas de águas residuais. A partir daí, podem passar por instalações de tratamento e ser descarregadas em massas de água naturais (Eerkes-Medrano et al., 2015; Napper et al., 2016).

Alguns detergentes, nomeadamente os utilizados para lavar roupa e louça, podem também conter MP. Estas pequenas partículas de plástico são adicionadas para melhorar o poder de limpeza e a textura do produto. Durante o processo de lavagem, estas MPs são libertadas para as águas residuais, contribuindo para a poluição por MPs nos rios, lagos e oceanos (Prata, 2018).

As tintas para uso doméstico, incluindo as utilizadas em aplicações interiores e exteriores, são outra fonte significativa de MPs. As tintas podem conter partículas de plástico como aglutinantes, pigmentos e aditivos para aumentar a durabilidade e o acabamento. Quando as tintas são aplicadas, secas ou desgastadas, podem libertar MPs para o ambiente. Além disso, a eliminação incorrecta de resíduos de tinta e de ferramentas de limpeza pode fazer com que os MP entrem nas águas residuais e no escoamento superficial (Sørensen et al., 2021).

Quando os MP provenientes dos produtos domésticos entram no sistema de águas residuais, enfrentam um percurso complexo através das instalações de tratamento. As estações de tratamento de águas residuais tradicionais não estão totalmente equipadas para remover todos os MPs, permitindo que uma parte significativa escape para as massas de água naturais. Estudos demonstraram que mesmo os processos de tratamento avançados capturam apenas uma fração destas partículas minúsculas, deixando as restantes contaminar o ambiente (Murphy et al., 2016; Leslie et al., 2017).

Para além das vias de escoamento das águas residuais, os MP dos produtos domésticos também podem entrar no ambiente através do escoamento superficial. A água da chuva pode arrastar os MPs de superfícies exteriores, como paredes pintadas e caminhos de acesso, para os esgotos pluviais e massas de água locais. Este escoamento pode transportar uma variedade de poluentes, incluindo MPs, para rios, lagos e oceanos, onde se acumulam e afectam os ecossistemas aquáticos (Wagner et al., 2014).

A presença de MPs de produtos domésticos no ambiente apresenta riscos significativos para a vida selvagem e os ecossistemas. Os organismos aquáticos, incluindo peixes, invertebrados e plâncton, podem ingerir estas partículas, provocando danos físicos e potenciais efeitos tóxicos das substâncias químicas associadas. As MP podem também atuar como vectores de outros poluentes, tais como metais pesados e poluentes orgânicos persistentes, agravando ainda mais o seu impacto ambiental (Wright et al., 2013).

Para resolver o problema dos MP nos produtos domésticos é necessária uma abordagem multifacetada. Os consumidores podem reduzir a sua utilização de produtos que contenham MP, optar por alternativas ecológicas e eliminar corretamente os resíduos de pintura e de limpeza. Os fabricantes podem reformular os produtos para eliminar os MPs e desenvolver alternativas biodegradáveis. Os decisores políticos podem implementar regulamentos para proibir ou restringir o uso de MPs em produtos domésticos e promover a investigação de tecnologias de remoção eficazes para o tratamento de águas residuais (UNEP, 2018).

Os produtos de uso doméstico, incluindo agentes de limpeza, detergentes e tintas, são fontes significativas de poluição por MPs. Estes MPs podem entrar no ambiente através de águas residuais e de escoamento, colocando em risco os ecossistemas aquáticos e a vida selvagem. Uma atenuação eficaz exige esforços combinados dos consumidores, fabricantes e decisores políticos para reduzir a utilização e a libertação de MPs dos produtos domésticos.

Contribuições da indústria para a poluição dos deputados

As indústrias contribuem para a poluição por MPs através de vários processos e práticas:

Fabrico e produção: A produção de produtos de plástico e a utilização de granulados de plástico (nurdles) resultam frequentemente em derrames e fugas. O manuseamento ineficiente e as medidas de confinamento inadequadas agravam o problema.

A produção de produtos de plástico depende em grande medida da utilização de granulados de plástico, vulgarmente designados por "nurdles". Estes pequenos grânulos de plástico de pré-produção são as matérias-primas para o fabrico de uma vasta gama de produtos de plástico. No entanto, o manuseamento, o transporte e o armazenamento de nurdles conduzem frequentemente a derrames e fugas, contribuindo significativamente para a contaminação ambiental.

O processo de fabrico de produtos de plástico envolve a fusão e a moldagem de nurdles em várias formas. Durante este processo, podem ocorrer derrames e fugas em várias fases, desde o transporte e descarga até ao armazenamento e processamento. O manuseamento ineficaz e as medidas de confinamento inadequadas agravam a libertação de chumbos no ambiente. Os estudos documentaram que os chicharros são frequentemente encontrados em quantidades significativas ao longo das costas e dos cursos de água, o que indica uma contaminação generalizada (Cole et al., 2011; Browne et al., 2011).

Em muitas instalações, o manuseamento de seringas carece de protocolos rigorosos para evitar derrames. Os sistemas de transporte abertos, os contentores destapados e o equipamento com manutenção deficiente contribuem para a libertação acidental de nurdles. Uma vez derramados, estes pequenos grânulos são facilmente dispersos pelo vento e pela água, o que dificulta a contenção e a limpeza. A presença generalizada de nurdles em ambientes marinhos e terrestres realça a necessidade de melhores práticas de manuseamento na indústria (Ryan et al., 2009).

Durante o transporte, o "nurdles" é frequentemente expedido a granel em grandes contentores que são susceptíveis de vazamento. É comum o derrame acidental durante as operações de carga e descarga, o que leva à perda de chagas para o ambiente. Do mesmo modo, práticas de armazenamento inadequadas, como áreas de armazenamento descobertas e contentores mal selados, permitem que os borrachudos se escapem para as áreas circundantes. Estas perdas são ainda agravadas por elementos naturais, como a chuva e o vento, que podem transportar os rolos de erva para os cursos de água e outros locais (Duis & Coors, 2016).

Uma vez libertados no ambiente, os nurdles representam uma ameaça significativa para a vida selvagem e os ecossistemas. Os organismos marinhos e terrestres confundem frequentemente estes pequenos grânulos com alimentos, levando à sua ingestão e a potenciais danos físicos e toxicológicos. Os rolos podem absorver e concentrar poluentes hidrofóbicos da água circundante, tais como poluentes orgânicos persistentes (POP) e metais pesados. Quando ingeridos pela vida marinha, estes contaminantes podem bioacumular-se ao longo da cadeia alimentar, apresentando riscos tanto para a vida selvagem como para a saúde humana (Teuten et al., 2009; Engler, 2012).

Reconhecendo o impacto ambiental dos derrames de pellets, as agências reguladoras e os grupos industriais começaram a implementar medidas destinadas a reduzir a perda de pellets. A iniciativa Operation Clean Sweep (OCS), por exemplo, é um programa voluntário que fornece diretrizes e melhores práticas aos produtores de plástico para minimizar a perda de pellets durante o manuseamento e o transporte. Os participantes no programa OCS comprometem-se a implementar medidas de contenção, a formar os funcionários e a melhorar as práticas de limpeza para evitar derrames (Andrady, 2011).

A produção e a utilização de granulados de plástico, ou nurdles, são fundamentais para a indústria de fabrico de plásticos. No entanto, práticas ineficientes de manuseamento, transporte e armazenamento resultam frequentemente em derrames e fugas significativos, levando à contaminação ambiental. A resolução deste problema exige a adoção de protocolos de manuseamento rigorosos, melhores medidas de contenção e supervisão regulamentar para minimizar a perda de seringas e atenuar o seu impacto no ambiente.

Construção e Demolição: As actividades que envolvem materiais plásticos, tais como isolamento, tubagens e revestimentos, geram MPs através do desgaste, corte e demolição. Estas partículas podem entrar no ambiente através de escoamento e dispersão no ar.

As indústrias da construção e da demolição são fontes significativas de poluição por MPs, gerando MPs através da utilização de materiais plásticos como o isolamento, as tubagens e os revestimentos. Estas actividades contribuem para a contaminação ambiental através do escoamento e da dispersão no ar, colocando desafios à gestão e mitigação da poluição.

Materiais plásticos na construção

A indústria da construção utiliza extensivamente materiais plásticos para várias aplicações devido à sua durabilidade, versatilidade e eficácia em termos de custos. Os materiais plásticos mais comuns incluem o cloreto de polivinilo (PVC) para tubagens, o poliestireno para isolamento e vários polímeros para revestimentos e vedantes. O ciclo de vida destes materiais - desde a instalação até à eventual demolição - pode levar à libertação de MPs no ambiente (Alabi et al., 2019).

Durante a utilização normal e o envelhecimento de materiais plásticos em edifícios e infra-estruturas, o desgaste pode produzir MPs. Por exemplo, a abrasão dos tubos de plástico ou a degradação dos materiais de isolamento ao longo do tempo podem libertar pequenas partículas de plástico. Estas partículas podem acumular-se no ambiente circundante, em especial nas zonas urbanas onde se concentram as actividades de construção (Duis & Coors, 2016).

O corte e a montagem de componentes de plástico durante as actividades de construção e renovação geram MPs como subprodutos. Serrar, perfurar e lixar materiais plásticos cria poeiras e fragmentos finos de plástico que podem ser facilmente dispersos pelo vento ou pela água. Sem medidas de contenção adequadas, estes MPs podem espalhar-se no ambiente, contribuindo para a poluição local e generalizada (Dris et al., 2016).

A demolição de edifícios e infra-estruturas representa um risco significativo de poluição por MP. Quando as estruturas que contêm materiais plásticos são demolidas, são produzidas grandes quantidades de resíduos de plástico. As acções mecânicas, como a trituração, a quebra e a moagem, geram partículas de plástico que podem ser dispersas no ar ou arrastadas pela água da chuva. Estas partículas podem entrar no solo e nas massas de água, conduzindo a uma contaminação ambiental a longo prazo (Prata et al., 2020).

Os MP gerados durante as actividades de construção e demolição podem entrar no ambiente através de duas vias principais: escoamento superficial e dispersão pelo ar.

Escoamento: A água da chuva pode transportar MPs de locais de construção e demolição para sistemas de águas pluviais e corpos d'água locais. Esse escoamento pode transportar uma variedade de poluentes, incluindo MPs, contribuindo para a contaminação de rios, lagos e áreas costeiras (Jambeck et al., 2015).

Dispersão no ar: Os MPs podem ser transportados pelo ar durante as actividades de construção e demolição, especialmente quando são geradas partículas finas através de corte, lixagem ou trituração. Esses MPs transportados pelo ar podem se depositar em superfícies próximas ou ser inalados por seres humanos e animais, apresentando riscos à saúde (Gasperi et al., 2014).

A libertação de MPs das actividades de construção e demolição tem implicações significativas para o ambiente e a saúde. Em ambientes aquáticos, os MP podem ser ingeridos por organismos marinhos, provocando danos físicos e potenciais efeitos tóxicos dos produtos químicos associados. Em ambientes terrestres, os MP podem acumular-se no solo, afectando a saúde do solo e entrando potencialmente na cadeia alimentar através de práticas agrícolas (Wright et al., 2013).

A exposição humana a MPs transportados pelo ar, particularmente em áreas urbanas e industriais, pode representar riscos respiratórios e outros riscos para a saúde. Os trabalhadores das indústrias de construção e demolição podem estar em maior risco devido à exposição direta a poeiras e partículas de plástico (Prata, 2018).

A resolução do problema da poluição por MP resultante das actividades de construção e demolição exige estratégias de atenuação abrangentes, incluindo

Melhoria da gestão de resíduos: Implementação de práticas eficazes de gestão de resíduos para conter e eliminar corretamente os materiais plásticos e os detritos dos locais de construção e demolição.

Medidas de contenção: Utilização de barreiras, coberturas e sistemas de filtragem para evitar a propagação de MPs durante os processos de corte, lixagem e demolição.

Quadros regulamentares: Desenvolver e aplicar regulamentos que determinem as melhores práticas para gerir materiais plásticos e prevenir a poluição por MP nas indústrias de construção e demolição (UNEP, 2018).

As indústrias de construção e demolição contribuem substancialmente para a poluição por MP através da utilização de materiais plásticos. Actividades como o desgaste, o corte e a demolição geram MPs que podem entrar no ambiente através do escoamento e da dispersão pelo ar. São essenciais estratégias de atenuação eficazes, incluindo uma melhor gestão dos resíduos e medidas regulamentares, para fazer face a esta preocupação ambiental crescente.

Agricultura: A utilização de coberturas plásticas, estufas e fertilizantes de libertação controlada na agricultura contribui com MPs para o solo. A degradação destes materiais liberta MPs, que podem ser transportados pelo vento e pela água.

As práticas agrícolas têm incorporado cada vez mais materiais plásticos para melhorar a produção e a eficiência das culturas. No entanto, a utilização generalizada de cobertura vegetal de plástico, estufas e fertilizantes de libertação controlada (CRF) também contribui significativamente para a poluição do solo por MPs (Rassaei 2023). A degradação destes materiais liberta MPs que podem ser transportados pelo vento e pela água, colocando desafios à saúde do solo e à sustentabilidade ambiental.

A cobertura vegetal de plástico é normalmente utilizada na agricultura para controlar as ervas daninhas, conservar a humidade do solo e melhorar o rendimento das culturas. Estas finas películas de plástico são espalhadas sobre a superfície do solo e permanecem frequentemente no campo durante toda a estação de crescimento. Ao longo do tempo, a exposição à radiação UV, as flutuações de temperatura e o stress mecânico levam à degradação do mulch de plástico em fragmentos mais pequenos, que se tornam MPs. Estudos demonstraram que os filmes de cobertura vegetal de plástico são uma fonte significativa de MPs em solos agrícolas (Steinmetz et al., 2016; Qi et al., 2018).

As estufas e os politúneis feitos de materiais plásticos proporcionam ambientes controlados para o cultivo de culturas, prolongando os períodos de crescimento e protegendo as plantas de condições climatéricas adversas. No entanto, estas estruturas de plástico são propensas ao desgaste ao longo do tempo, resultando na libertação de MPs. A degradação das películas das estufas devido à intempérie e a danos mecânicos contribui para a acumulação de MP no solo circundante (Briassoulis, 2004; Rassaei 2023).

Os fertilizantes de libertação controlada são concebidos para libertar gradualmente os nutrientes, melhorando a eficiência da utilização dos nutrientes e reduzindo a poluição ambiental. Muitos adubos de libertação controlada utilizam revestimentos de polímeros para controlar a taxa de libertação dos nutrientes. Estes revestimentos degradam-se com o tempo, contribuindo com MPs para o solo. A investigação destacou o impacto ambiental dos fertilizantes revestidos com polímeros, enfatizando a necessidade de alternativas biodegradáveis para mitigar a poluição por MP (Corradini et al., 2019).

Uma vez libertados no ambiente, os MP provenientes de práticas agrícolas podem ser transportados pelo vento e pela água. A erosão eólica pode transportar partículas de plástico leves a longas distâncias, dispersando-as pelas paisagens agrícolas e não só. Do mesmo modo, o escoamento de água dos campos irrigados pode transportar MPs para massas de água próximas, contribuindo para a poluição terrestre e aquática. Estas vias realçam a mobilidade e a persistência dos MP no ambiente (Li et al., 2020).

A acumulação de MPs nos solos agrícolas tem várias implicações ambientais e para a saúde do solo. Os MP podem alterar as propriedades do solo, afectando a retenção de água, a estrutura do solo e a atividade microbiana. Estas alterações podem influenciar o crescimento das plantas e a fertilidade do solo. Além disso, os MPs podem atuar como vetores de outros poluentes, como pesticidas e metais pesados, potencialmente exacerbando seu impacto ambiental (Rillig et al., 2019; Rassaei 2023; Rassaei 2024).

Os MP no solo podem afetar negativamente os organismos do solo, incluindo as minhocas, os nemátodos e os microrganismos. Os estudos demonstraram que os MP podem impedir o crescimento e a reprodução da fauna do solo, perturbar as comunidades microbianas e prejudicar as funções do ecossistema do solo. Estes impactos sublinham a necessidade de práticas agrícolas mais sustentáveis e o desenvolvimento de alternativas biodegradáveis aos materiais plásticos convencionais (de Souza Machado et al., 2018; Rassaei 2023).

O combate à poluição por MP na agricultura exige uma abordagem multifacetada, que inclui

Desenvolvimento de plásticos biodegradáveis: A investigação e o desenvolvimento de alternativas biodegradáveis aos plásticos convencionais utilizados em películas de cobertura vegetal, estufas e CRF podem ajudar a reduzir a libertação de MP no ambiente.

Práticas de gestão melhoradas: A implementação de melhores práticas para a utilização e eliminação de materiais plásticos na agricultura, como a recolha e reciclagem adequadas de películas de cobertura vegetal usadas, pode minimizar a contaminação por MP.

Medidas regulamentares: A aplicação de regulamentos que limitem o uso de plásticos não biodegradáveis na agricultura e promovam a adoção de alternativas amigas do ambiente é crucial para a agricultura sustentável (UNEP, 2018).

A utilização de materiais plásticos na agricultura, incluindo a cobertura vegetal de plástico, as estufas e os fertilizantes de libertação controlada, contribui significativamente para a poluição do solo por MP. A degradação destes materiais liberta MPs que podem ser transportados pelo vento e pela água, colocando desafios à saúde do solo e à sustentabilidade ambiental. A resolução deste problema exige o desenvolvimento de alternativas biodegradáveis, melhores práticas de gestão e medidas regulamentares para garantir práticas agrícolas sustentáveis.

Vias de entrada no ambiente: Ar, água e solo

Vias de transporte aéreo Os MPs podem ser transportados através da atmosfera, resultando em contaminação generalizada:

Poeira urbana: Os MP estão presentes nas poeiras urbanas, provenientes do desgaste dos produtos de plástico e das superfícies das estradas. O vento pode transportar estas partículas a longas distâncias, depositando-as em zonas remotas.

Emissões industriais: As emissões de fábricas, incineradoras e outras actividades industriais libertam MPs para a atmosfera. Estas partículas podem depositar-se na terra ou em massas de água, contribuindo para a poluição ambiental.

Vias aquáticas As massas de água são sumidouros significativos de MPs, que entram por várias vias:

Descarga de águas residuais: As águas residuais domésticas e industriais contêm MPs provenientes de produtos de higiene pessoal, têxteis sintéticos e outras fontes. As estações de tratamento de águas residuais muitas vezes não conseguem remover todos os MPs, permitindo que eles entrem em rios, lagos e oceanos.

Escoamento: A água da chuva e a irrigação podem transportar MPs de campos agrícolas, áreas urbanas e instalações industriais para massas de água próximas. O escoamento é uma das principais vias de transporte de MPs de fontes terrestres para ambientes aquáticos.

Actividades marinhas: As actividades de pesca, transporte marítimo e aquacultura contribuem para a poluição marinha por MPs. As artes de pesca perdidas ou deitadas fora, as partículas de tinta dos navios e os detritos de plástico das instalações de aquicultura são fontes significativas.

Vias de penetração no solo Os solos podem acumular MPs através de vários mecanismos:

Práticas agrícolas: A aplicação de lamas de depuração como fertilizante, a utilização de coberturas plásticas e a degradação de plásticos agrícolas introduzem MPs no solo. Estas partículas podem persistir no solo e afetar a sua saúde e produtividade.

Deposição de lixo e eliminação de resíduos: A eliminação incorrecta de resíduos de plástico, incluindo a deposição de lixo e o despejo a céu aberto, contribui com MPs para os ambientes terrestres. A degradação de artigos de plástico de maiores dimensões liberta MPs, que podem ser transportados pelo vento e pela água.

Deposição atmosférica: Os MPs transportados pelo ar podem depositar-se nas superfícies do solo, aumentando a carga existente de contaminação por MPs. Esta via evidencia a interconexão de diferentes compartimentos ambientais.

É essencial compreender as fontes e as vias de contaminação dos MP para desenvolver estratégias de atenuação específicas. Ao identificar os principais contribuintes e as vias de contaminação, podemos implementar medidas para reduzir a libertação de MPs, melhorar as práticas de gestão de resíduos e promover alternativas sustentáveis. Os próximos capítulos explorarão os impactos dos MP no ambiente e na saúde, as técnicas de deteção e medição, as respostas regulamentares e as potenciais soluções para este problema global.

Os ambientes urbanos são pontos críticos de poluição por MP. Os MP nas poeiras urbanas têm origem principalmente no desgaste de produtos plásticos, incluindo pneus de veículos, têxteis sintéticos e materiais de construção. As superfícies das estradas, que acumulam partículas de várias fontes, contribuem de forma particularmente significativa para a poluição. O vento pode transportar essas partículas por longas distâncias, depositando-as em áreas urbanas e remotas (Kole et al., 2017). Estudos encontraram MPs na precipitação atmosférica nas cidades, destacando a sua ubiquidade na poeira urbana (Dris et al., 2016).

As actividades industriais contribuem significativamente para a poluição atmosférica por MP. As fábricas que produzem ou utilizam materiais plásticos podem libertar MPs para o ar durante os processos de fabrico. Além disso, as instalações que incineram resíduos plásticos podem emitir MPs através de combustão incompleta, contaminando ainda mais a atmosfera (Prata, 2018).

As práticas agrícolas, como a utilização de cobertura vegetal de plástico e outros materiais à base de plástico, também contribuem para os MP transportados pelo ar. Quando esses materiais se degradam, os MPs podem ser transportados pelo ar, principalmente durante a preparação do campo e a lavoura. Esta via enfatiza a interconexão de diferentes meios ambientais na poluição por MP (Qi et al., 2018).

As massas de água, incluindo os oceanos, os rios e os lagos, são sumidouros e vias de escoamento primários dos MP. O movimento da água facilita o transporte de MPs a grandes distâncias, integrando-os nos ecossistemas aquáticos.

O escoamento superficial de áreas urbanas, agrícolas e industriais é um dos principais canais de entrada de MPs nas massas de água. A água da chuva lava os MP das ruas, campos e zonas industriais para os sistemas de águas pluviais, que acabam por ser descarregados nos rios, lagos e oceanos (Jambeck et al., 2015). Esta via é particularmente crítica em zonas urbanas com superfícies impermeáveis elevadas, onde o escoamento é mais acentuado.

As estações de tratamento de águas residuais (ETAR) são fontes significativas de MPs em ambientes aquáticos. Apesar das tecnologias avançadas de filtração, muitas ETAR não conseguem remover completamente os MPs dos efluentes tratados. Consequentemente, os MPs são descarregados nas massas de água, contribuindo para a poluição (Murphy et al., 2016). Além disso, os MPs presentes nas lamas de depuração podem ser aplicados em terras agrícolas, levando a uma maior disseminação ambiental.

Os detritos marinhos, incluindo os artigos de plástico de maiores dimensões, degradam-se em MP através da fotodegradação, da abrasão mecânica e de processos biológicos. As correntes oceânicas podem transportar estes MPs através de vastas distâncias, distribuindo-os pelos ambientes marinhos. Os MPs foram encontrados em regiões oceânicas remotas, demonstrando o extenso alcance das vias navegáveis (Andrady, 2011).

O solo actua tanto como sumidouro como via de transporte de MPs. Várias actividades humanas contribuem para a acumulação e o transporte de MPs em ambientes terrestres.

A utilização de coberturas plásticas, estufas e fertilizantes revestidos com polímeros na agricultura introduz MPs no solo. Com o tempo, estes materiais degradam-se, libertando MPs que se podem acumular na matriz do solo. A erosão do solo e o escoamento agrícola podem transportar ainda mais MPs para corpos d'água e paisagens adjacentes (de Souza Machado et al., 2018).

A aplicação de biossólidos (lamas de depuração tratadas) em terras agrícolas é uma prática comum para melhorar a fertilidade do solo. No entanto, os biossólidos contêm frequentemente MPs que persistem através dos processos de tratamento de águas residuais. Esta prática leva à introdução direta de MPs no solo, onde podem persistir e potencialmente entrar na cadeia alimentar (Nizzetto et al., 2016).

Eliminação de resíduos de plástico

A eliminação e gestão incorrectas dos resíduos de plástico contribuem para a contaminação do solo. Os aterros sanitários, as lixeiras a céu aberto e a deposição de lixo introduzem detritos de plástico no ambiente. À medida que estes materiais se degradam, os MP são libertados no solo. O vento e a água podem então transportar estas partículas, espalhando a contaminação (Rillig, 2012).

As vias através das quais os MP entram e se dispersam no ambiente - ar, água e solo - evidenciam a complexidade e o carácter generalizado da poluição por MP. A resolução deste problema exige uma compreensão global destas vias e a aplicação de estratégias eficazes de gestão e atenuação.

Impacto ambiental dos deputados

Os MP são omnipresentes no ambiente, afectando vários ecossistemas e organismos. A sua pequena dimensão, persistência e capacidade de absorver e concentrar poluentes tornam-nas particularmente nocivas. Este capítulo explora o impacto ambiental extenso e multifacetado dos MPs, abrangendo ecossistemas marinhos e de água doce, ambientes terrestres e implicações atmosféricas.

Ecossistemas marinhos: Oceanos e vida marinha

Pervasividade em ambientes marinhos

Os MP infiltraram-se nos ambientes marinhos a todos os níveis, desde as regiões costeiras até ao mar profundo. Encontram-se nas águas superficiais, na coluna de água e nos sedimentos, o que os torna um poluente omnipresente nos oceanos de todo o mundo. As principais fontes de MPs marinhos incluem o escoamento terrestre, a descarga de águas residuais, as actividades marinhas e a deposição atmosférica.

Impacto nos organismos marinhos

Os organismos marinhos de diferentes níveis tróficos ingerem MPs, confundindo-os com alimentos. Esta ingestão pode levar a:

Danos físicos: Os MP podem causar bloqueios físicos, lacerações e danos no trato digestivo dos organismos marinhos. As partículas mais pequenas podem translocar-se do intestino para outros tecidos, causando mais danos.

Redução da eficiência alimentar: A ingestão de MPs pode reduzir a eficiência alimentar dos organismos marinhos ao criar uma falsa sensação de saciedade, levando à diminuição da ingestão de energia e do crescimento.

Exposição a produtos químicos tóxicos: As MPs podem adsorver e concentrar poluentes orgânicos persistentes (POPs) e metais pesados da água circundante. Quando ingeridas, estas substâncias químicas podem infiltrar-se nos tecidos dos organismos marinhos, causando efeitos toxicológicos.

Biodiversidade e saúde dos ecossistemas: A presença generalizada de MPs ameaça a biodiversidade marinha e a saúde dos ecossistemas. Os principais impactos incluem:

Perturbação das redes alimentares: A ingestão de MPs por produtores e consumidores primários pode afetar toda a teia alimentar, alterando as relações predador-presa e o ciclo de nutrientes.

Degradação do habitat: Os MP podem acumular-se em habitats sensíveis, como recifes de coral, mangais e pradarias de ervas marinhas, prejudicando as suas funções ecológicas e reduzindo a sua resiliência.

Diminuição das populações marinhas: As espécies fortemente afectadas pela ingestão de MPs e pela exposição a produtos químicos tóxicos podem sofrer declínios populacionais, afectando a biodiversidade global.

Ecossistemas de água doce: Rios, lagos e zonas húmidas

Fontes e vias em sistemas de água doce

Os MP entram nos sistemas de água doce através de várias vias, incluindo o escoamento urbano, os efluentes de águas residuais, o escoamento agrícola e a deposição atmosférica. Os rios e lagos servem de condutas para os MPs dos ambientes terrestres para os oceanos.

Impacto nos organismos de água doce

Tal como os organismos marinhos, as espécies de água doce também são afectadas pela poluição por MPs:

Ingestão e acumulação: Peixes, anfíbios e invertebrados ingerem MPs, causando danos físicos e exposição a substâncias tóxicas.

Efeitos na reprodução e no desenvolvimento: A investigação demonstrou que os MP podem afetar o sucesso reprodutivo e o desenvolvimento de organismos de água doce, conduzindo potencialmente a impactos ao nível da população.

Serviços ecossistémicos e qualidade da água

A poluição por MPs pode degradar os serviços ecossistémicos prestados pelos sistemas de água doce, como a purificação da água, o fornecimento de habitats e a recreação:

Qualidade da água: A presença de MPs em fontes de água potável levanta preocupações sobre a qualidade da água e a saúde humana.

Degradação do habitat: Os MP podem acumular-se nos sedimentos e na vegetação aquática, perturbando os habitats e afectando os organismos que deles dependem.

Os MP são omnipresentes no ambiente, afectando vários ecossistemas e organismos. A sua pequena dimensão, persistência e capacidade de absorver e concentrar poluentes tornam-nas particularmente nocivas. Este capítulo explora o impacto ambiental extenso e multifacetado dos MPs, abrangendo ecossistemas marinhos e de água doce, ambientes terrestres e implicações atmosféricas.

Os MP infiltraram-se nos ambientes marinhos a todos os níveis, desde as regiões costeiras até ao mar profundo. Encontram-se nas águas superficiais, na coluna de água e nos sedimentos, o que os torna um poluente omnipresente nos oceanos de todo o mundo. As principais fontes de MPs marinhos incluem escoamento terrestre, descarga de águas residuais, actividades marinhas e deposição atmosférica (Andrady, 2011; Cole et al., 2011).

Os organismos marinhos de diferentes níveis tróficos ingerem MPs, confundindo-os com alimentos. Esta ingestão pode provocar vários efeitos adversos:

Danos físicos: Os MPs podem causar bloqueios físicos, lacerações e danos ao trato digestivo de organismos marinhos. As partículas mais pequenas podem translocar-se do intestino para outros tecidos, causando mais danos (Wright et al., 2013).

Redução da eficiência alimentar: A ingestão de MPs pode reduzir a eficiência alimentar dos organismos marinhos ao criar uma falsa sensação de saciedade, levando à diminuição da ingestão de energia e do crescimento (Wright et al., 2013).

Exposição a produtos químicos tóxicos: As MPs podem adsorver e concentrar poluentes orgânicos persistentes (POPs) e metais pesados da água circundante. Quando ingeridas, estas substâncias químicas podem penetrar nos tecidos dos organismos marinhos, causando efeitos toxicológicos (Teuten et al., 2009).

A presença generalizada de MPs ameaça a biodiversidade marinha e a saúde dos ecossistemas, com impactos fundamentais que incluem:

Perturbação das redes alimentares: A ingestão de MPs por produtores primários e consumidores pode afetar toda a teia alimentar, alterando as relações predador-presa e o ciclo de nutrientes (Setälä et al., 2014).

Degradação do habitat: Os MPs podem se acumular em habitats sensíveis, como recifes de corais, manguezais e leitos de ervas marinhas, prejudicando suas funções ecológicas e reduzindo sua resiliência (Rochman et al., 2015).

Diminuição das populações marinhas: As espécies fortemente afectadas pela ingestão de MPs e pela exposição a produtos químicos tóxicos podem sofrer declínios populacionais, afectando a biodiversidade global (Gall & Thompson, 2015).

Os MPs entram nos sistemas de água doce através de várias vias, incluindo escoamento urbano, efluentes de águas residuais, escoamento agrícola e deposição atmosférica. Os rios e lagos servem de condutas para os MPs dos ambientes terrestres para os oceanos (Eerkes-Medrano et al., 2015).

Tal como os organismos marinhos, as espécies de água doce também são afectadas pela poluição por MPs:

Ingestão e acumulação: Peixes, anfíbios e invertebrados ingerem MPs, causando danos físicos e exposição a substâncias tóxicas (Wagner et al., 2014).

Efeitos na reprodução e no desenvolvimento: A investigação demonstrou que os MPs podem afetar o sucesso reprodutivo e o desenvolvimento de organismos de água doce, conduzindo potencialmente a impactos ao nível da população (Mattsson et al., 2017).

A poluição por MPs pode degradar os serviços ecossistémicos prestados pelos sistemas de água doce, tais como a purificação da água, o fornecimento de habitats e a recreação:

Qualidade da água: A presença de MPs em fontes de água potável levanta preocupações sobre a qualidade da água e a saúde humana (Koelmans et al., 2019).

Degradação do habitat: Os MPs podem acumular-se nos sedimentos e na vegetação aquática, perturbando os habitats e afectando os organismos que deles dependem (Imhof et al., 2013).

Impacto terrestre: Solos e sistemas agrícolas
Fontes e acumulação no solo

Os MP acumulam-se nos solos através de várias fontes, incluindo práticas agrícolas, eliminação de resíduos e deposição atmosférica. Os principais contribuintes são:

Actividades agrícolas: A utilização de coberturas plásticas, lamas de depuração e fertilizantes de libertação controlada introduz MPs nos solos agrícolas.

Gestão de resíduos: A eliminação incorrecta de resíduos de plástico, incluindo a deposição de lixo em aterros, contribui para a contaminação do solo.

Impacto na saúde e produtividade do solo

As PM podem afetar a saúde do solo e a produtividade agrícola de várias formas:

Estrutura e fertilidade do solo: Os MP podem alterar a estrutura do solo, afectando a retenção de água, o arejamento e a disponibilidade de nutrientes. Isto pode afetar o crescimento das plantas e a fertilidade do solo.

Organismos do solo: Os organismos que vivem no solo, como as minhocas e os microrganismos, podem ingerir MPs, causando danos físicos, redução da reprodução e alteração da atividade microbiana.

Impacto na segurança alimentar

A presença de MPs em solos agrícolas tem implicações para a segurança alimentar:

Contaminação das culturas: Os MP podem ser absorvidos pelas plantas cultivadas, levando à contaminação das culturas alimentares. Este facto suscita preocupações sobre a segurança e a qualidade dos produtos agrícolas.

Impacto económico: A redução da saúde e da produtividade do solo pode afetar os rendimentos agrícolas e a viabilidade económica, especialmente para os pequenos agricultores e os agricultores de subsistência.

MPs no ar: Poluição atmosférica
Fontes e distribuição

Os MP estão presentes na atmosfera, com origem nas poeiras urbanas, nas emissões industriais e na fragmentação de detritos plásticos. Estas partículas podem ser transportadas a longas distâncias e depositar-se em zonas remotas:

Áreas urbanas e industriais: As emissões das actividades urbanas e industriais libertam MPs para o ar, contribuindo para a poluição atmosférica.

Transporte global: O vento pode transportar MPs através de continentes e oceanos, levando à sua deposição em ambientes remotos e intocados.

Impacto na qualidade do ar e na saúde humana

Os MP em suspensão no ar representam riscos para a qualidade do ar e para a saúde humana:

Exposição respiratória: A inalação de MPs pode ocorrer tanto em ambientes interiores como exteriores, podendo levar a problemas respiratórios e respostas inflamatórias.

Deposição atmosférica: Os MP podem depositar-se nas superfícies terrestres e aquáticas, contribuindo para a contaminação do solo e da água.

Consequências ambientais

O transporte atmosférico e a deposição de MPs têm amplas consequências ambientais:

Contaminação dos ecossistemas: Os MP depositados a partir da atmosfera contribuem para a contaminação dos ecossistemas terrestres e aquáticos, afectando a biodiversidade e as funções ecológicas.

Interações com as alterações climáticas: A interação entre os MP e as alterações climáticas é uma área de investigação emergente. Os MP podem afetar o albedo da neve e do gelo, influenciando potencialmente os processos climáticos.

Os MP acumulam-se nos solos através de várias fontes, incluindo práticas agrícolas, eliminação de resíduos e deposição atmosférica. Os principais contribuintes são:

Actividades agrícolas: A utilização de coberturas plásticas, lamas de depuração e fertilizantes de libertação controlada introduz MPs nos solos agrícolas (Nizzetto et al., 2016).

Gestão de resíduos: A eliminação incorrecta de resíduos de plástico, incluindo o lixo e os aterros sanitários, contribui para a contaminação do solo (Hurley & Nizzetto, 2018).

As PM podem afetar a saúde do solo e a produtividade agrícola de várias formas:

Estrutura e fertilidade do solo: Os MPs podem alterar a estrutura do solo, afetando a retenção de água, a aeração e a disponibilidade de nutrientes. Isso pode afetar o crescimento das plantas e a fertilidade do solo (de Souza Machado et al., 2018).

Organismos do solo: Os organismos que vivem no solo, como as minhocas e os microrganismos, podem ingerir MPs, causando danos físicos, redução da reprodução e alteração da atividade microbiana (Rillig et al., 2019).

A presença de MPs em solos agrícolas tem implicações para a segurança alimentar:

Contaminação das culturas: Os MP podem ser absorvidos pelas plantas cultivadas, levando à contaminação das culturas alimentares. Este facto suscita preocupações sobre a segurança e a qualidade dos produtos agrícolas (Li et al., 2020).

Impacto económico: A redução da saúde e da produtividade do solo pode afetar os rendimentos agrícolas e a viabilidade económica, especialmente para os pequenos agricultores e os agricultores de subsistência (Wang et al., 2022).

Os MP estão presentes na atmosfera, com origem nas poeiras urbanas, nas emissões industriais e na fragmentação de detritos plásticos. Estas partículas podem ser transportadas a longas distâncias e depositar-se em zonas remotas:

Áreas urbanas e industriais: As emissões das actividades urbanas e industriais libertam MPs para o ar, contribuindo para a poluição atmosférica (Dris et al., 2016).

Transporte global: O vento pode transportar MPs através de continentes e oceanos, levando à sua deposição em ambientes remotos e intocados (Brahney et al., 2020).

Os MP em suspensão no ar representam riscos para a qualidade do ar e para a saúde humana:

Exposição respiratória: A inalação de MPs pode ocorrer tanto em ambientes internos quanto externos, potencialmente levando a problemas respiratórios e respostas inflamatórias (Prata, 2018).

Deposição atmosférica: Os MP podem depositar-se nas superfícies terrestres e aquáticas, contribuindo para a contaminação do solo e da água (Zhang et al., 2020).

O transporte atmosférico e a deposição de MPs têm amplas consequências ambientais:

Contaminação dos ecossistemas: Os MP depositados a partir da atmosfera contribuem para a contaminação dos ecossistemas terrestres e aquáticos, afectando a biodiversidade e as funções ecológicas (Allen et al., 2019).

Interações com as alterações climáticas: A interação entre os MP e as alterações climáticas é uma área de investigação emergente. Os MP podem afetar o albedo da neve e do gelo, influenciando potencialmente os processos climáticos (Allen et al., 2019).

Conclusão

O impacto ambiental dos produtos fitofarmacêuticos é extenso e multifacetado, afectando os ambientes marinho, de água doce, terrestre e atmosférico. Os MP representam riscos significativos para a biodiversidade, a saúde dos ecossistemas e os serviços prestados pelos sistemas naturais. A compreensão destes impactos é crucial para o desenvolvimento de estratégias de atenuação eficazes e para a promoção de uma relação sustentável com a utilização do plástico. Os capítulos seguintes abordarão as implicações para a saúde humana da exposição aos MPs, as técnicas de deteção e medição, as respostas regulamentares e as potenciais soluções para este desafio ambiental generalizado.

Os MP não são apenas uma preocupação ambiental, mas também uma ameaça potencial para a saúde humana. A sua omnipresença em vários compartimentos ambientais e na cadeia alimentar suscita preocupações significativas quanto à exposição e aos seus potenciais impactos na saúde humana. Este capítulo explora as vias de exposição humana aos MPs, os potenciais efeitos na saúde e a investigação atual sobre esta questão emergente.

Vias de exposição humana

Ingestão

Uma das principais vias de exposição humana aos MPs é a ingestão. Foram detectados MPs em várias fontes de alimentos e água:

Contaminação de alimentos: Os MPs podem contaminar uma vasta gama de alimentos, incluindo marisco, frutas, legumes e alimentos processados. O marisco está particularmente em risco devido à bioacumulação de MPs nos organismos marinhos.

Água potável: Os MPs estão presentes tanto na água engarrafada como na água da torneira. Estudos demonstraram que a contaminação por MPs na água potável é generalizada, com concentrações variáveis consoante a fonte e os métodos de tratamento.

Sal de mesa: Verificou-se que o sal marinho e outros tipos de sal de mesa contêm MPs, provavelmente provenientes de água do mar contaminada utilizada no processo de produção.

Inalação

A inalação é outra via significativa de exposição aos MPs:

Ar interior: Os MPs estão presentes no ar interior, provenientes do pó doméstico, de têxteis sintéticos e de mobiliário à base de plástico. Os ambientes interiores podem ter concentrações mais elevadas de MPs devido à ventilação limitada e à libertação contínua de partículas de MPs.

Ar exterior: As zonas urbanas e industriais contribuem para concentrações mais elevadas de MPs transportados pelo ar. Estas partículas podem ser inaladas, representando potenciais riscos respiratórios.

Contacto dérmico

Embora menos estudado, o contacto dérmico também pode ser uma via de exposição:

Cosméticos e produtos de higiene pessoal: Os MP presentes nos cosméticos e nos produtos de higiene pessoal podem entrar em contacto direto com a pele. O potencial de absorção dérmica de MPs e produtos químicos associados continua a ser uma área de investigação em curso.

Efeitos potenciais na saúde
Danos físicos

A ingestão e a inalação de MPs podem causar danos físicos ao corpo humano:

Trato Gastrointestinal: Os MPs ingeridos através dos alimentos e da água podem acumular-se no trato gastrointestinal, causando potencialmente inflamação, perturbação do microbiota intestinal e danos nos tecidos intestinais.

Sistema respiratório: Os MP inalados podem depositar-se no trato respiratório, provocando irritação respiratória, inflamação e potenciais danos nos pulmões. As partículas mais pequenas podem translocar-se para outras partes do corpo através da corrente sanguínea.

Exposição a produtos químicos

Os MPs podem atuar como vectores de substâncias químicas nocivas, incluindo:

Aditivos e contaminantes: As MPs podem conter aditivos utilizados na sua produção, tais como plastificantes, retardadores de chama e estabilizadores. Estes produtos químicos podem lixiviar-se e representar riscos para a saúde.

Poluentes adsorvidos: As MPs podem adsorver poluentes ambientais, incluindo poluentes orgânicos persistentes (POPs) e metais pesados. Quando ingeridos ou inalados, estes poluentes podem ser dessorvidos e entrar no corpo humano, conduzindo a efeitos tóxicos.

Efeitos biológicos

Os efeitos biológicos dos MPs na saúde humana são uma área de investigação ativa:

Resposta do sistema imunitário: Os MPs podem desencadear respostas imunitárias, levando à inflamação e a outros efeitos no sistema imunitário. A exposição crónica pode afetar a função do sistema imunitário e contribuir para problemas de saúde.

Efeitos celulares e moleculares: Estudos demonstraram que os MP podem causar danos celulares, stress oxidativo e genotoxicidade. Estes efeitos podem potencialmente conduzir a problemas de saúde crónicos, incluindo cancro e doenças cardiovasculares.

Populações vulneráveis

Certas populações podem ser mais vulneráveis aos impactos das PM na saúde:

Crianças: Devido ao desenvolvimento dos seus sistemas e comportamentos, tais como a atividade "mão-boca", as crianças podem ser mais susceptíveis à exposição a MPs e aos seus potenciais efeitos na saúde.

Mulheres grávidas: A exposição a MPs durante a gravidez pode afetar tanto a mãe como o feto em desenvolvimento. Está a decorrer investigação sobre a transferência transplacentária de MPs.

Exposição profissional: As pessoas que trabalham em indústrias com elevada utilização ou produção de plástico podem registar níveis de exposição mais elevados. São necessárias medidas de saúde ocupacional para mitigar os riscos.

Investigação atual e lacunas de conhecimento

O estudo dos MPs e da saúde humana está ainda na sua fase inicial, com muitas lacunas de conhecimento:

Avaliação da exposição: É necessária mais investigação para avaliar com precisão os níveis de exposição humana aos MPs através de diferentes vias, incluindo a ingestão, a inalação e o contacto dérmico.

Estudos toxicológicos: São necessários estudos toxicológicos exaustivos para compreender os efeitos dos MPs na saúde, incluindo a exposição a longo prazo e os efeitos de doses baixas.

Estudos epidemiológicos: Os estudos epidemiológicos em grande escala podem ajudar a estabelecer correlações entre a exposição aos MPs e os resultados em termos de saúde nas populações humanas.

Métodos padronizados: O desenvolvimento de métodos normalizados para a deteção e quantificação de MPs em tecidos e fluidos humanos é essencial para o avanço da investigação.

Os MP não são apenas uma preocupação ambiental, mas também uma ameaça potencial para a saúde humana. A sua omnipresença em vários compartimentos ambientais e na cadeia alimentar suscita preocupações significativas quanto à exposição e aos seus potenciais impactos na saúde humana. Este capítulo explora as vias de exposição humana aos MPs, os potenciais efeitos na saúde e a investigação atual sobre esta questão emergente.

Uma das principais vias de exposição humana aos MPs é a ingestão. Foram detectados MPs em várias fontes de alimentos e água:

Os MPs podem contaminar uma ampla gama de alimentos, incluindo frutos do mar, frutas, vegetais e alimentos processados. Os frutos do mar estão particularmente em risco devido à bioacumulação de MPs em organismos marinhos (Van Cauwenberghe & Janssen, 2014; Carbery et al., 2018).

Os MPs estão presentes tanto na água engarrafada quanto na água da torneira. Estudos demonstraram que a contaminação por MPs na água potável é generalizada, com concentrações variáveis dependendo da fonte e dos métodos de tratamento (Mason et al., 2018; Kosuth et al., 2018).

Verificou-se que o sal marinho e outros tipos de sal de mesa contêm MPs, provavelmente provenientes de água do mar contaminada utilizada no processo de produção (Yang et al., 2015; Iñiguez et al., 2017).

A inalação é outra via significativa de exposição aos MPs:

Os MP estão presentes no ar interior, provenientes do pó doméstico, de têxteis sintéticos e de mobiliário à base de plástico. Os ambientes interiores podem ter concentrações mais elevadas de MPs devido à ventilação limitada e à libertação contínua de partículas de MPs (Dris et al., 2016; Gasperi et al., 2018).

As zonas urbanas e industriais contribuem para concentrações mais elevadas de MPs transportados pelo ar. Estas partículas podem ser inaladas, apresentando potenciais riscos respiratórios (Allen et al., 2019; Brahney et al., 2020).

Embora menos estudado, o contacto dérmico pode também ser uma via de exposição:

Cosméticos e produtos de higiene pessoal: As MPs presentes em cosméticos e produtos de higiene pessoal podem entrar em contacto direto com a pele. O potencial de absorção dérmica de MPs e produtos químicos associados continua a ser uma área de investigação em curso (Leslie et al., 2016; Vethaak & Leslie, 2016).

A ingestão e a inalação de MPs podem causar danos físicos ao corpo humano:

Os MPs ingeridos através dos alimentos e da água podem acumular-se no trato gastrointestinal, causando potencialmente inflamação, perturbação da microbiota intestinal e danos nos tecidos intestinais (Wright & Kelly, 2017; Deng et al., 2017).

Os MP inalados podem depositar-se no trato respiratório, provocando irritação respiratória, inflamação e potenciais danos nos pulmões. As partículas mais pequenas podem translocar-se para outras partes do corpo através da corrente sanguínea (Prata, 2018; Gasperi et al., 2018).

Os MPs podem atuar como vectores de substâncias químicas nocivas, incluindo:

Aditivos e contaminantes: As MPs podem conter aditivos utilizados na sua produção, como plastificantes, retardadores de chama e estabilizadores. Estes produtos químicos podem ser lixiviados e representar riscos para a saúde (Hermabessiere et al., 2017; Lithner et al., 2011).

As MPs podem adsorver poluentes ambientais, incluindo poluentes orgânicos persistentes (POPs) e metais pesados. Quando ingeridos ou inalados, esses poluentes podem ser dessorvidos e entrar no corpo humano, levando a efeitos tóxicos (Teuten et al., 2009; Rochman et al., 2013).

Os efeitos biológicos dos MPs na saúde humana são uma área de investigação ativa:

Os MP podem desencadear respostas imunitárias, conduzindo à inflamação e a outros efeitos no sistema imunitário. A exposição crónica pode ter impacto na função do sistema imunitário e contribuir para problemas de saúde (Galloway, 2015; Hirt & Body-Malapel, 2020).

Estudos demonstraram que os MP podem causar danos celulares, stress oxidativo e genotoxicidade. Estes efeitos podem potencialmente conduzir a problemas de saúde crónicos, incluindo cancro e doenças cardiovasculares (Foley et al., 2018; Schwabl et al., 2019).

Certas populações podem ser mais vulneráveis aos impactos das PM na saúde:

Devido aos seus sistemas e comportamentos em desenvolvimento, como a atividade mão-boca, as crianças podem ser mais susceptíveis à exposição a MPs e aos seus potenciais efeitos na saúde (Wright et al., 2018; Prata et al., 2020).

A exposição a MPs durante a gravidez pode afetar tanto a mãe como o feto em desenvolvimento. Está em curso investigação sobre a transferência transplacentária de MPs (Ragusa et al., 2021; Wu et al., 2019).

Os indivíduos que trabalham em indústrias com elevada utilização ou produção de plástico podem registar níveis de exposição mais elevados. São necessárias medidas de saúde no trabalho para atenuar os riscos (Hermabessiere et al., 2017; Wang et al., 2020).

O estudo dos MPs e da saúde humana está ainda na sua fase inicial, com muitas lacunas de conhecimento:

É necessária mais investigação para avaliar com precisão os níveis de exposição humana aos MPs através de diferentes vias, incluindo a ingestão, a inalação e o contacto dérmico (Koelmans et al., 2019; Prata et al., 2020).

São necessários estudos toxicológicos exaustivos para compreender os efeitos dos MP na saúde, incluindo a exposição a longo prazo e os efeitos de doses baixas (Galloway et al., 2017; Smith et al., 2018).

Estudos epidemiológicos em grande escala podem ajudar a estabelecer correlações entre a exposição a MPs e os resultados de saúde em populações humanas (Ivleva et al., 2017; Barboza et al., 2018).

O desenvolvimento de métodos padronizados para a deteção e quantificação de MPs em tecidos e fluidos humanos é essencial para o avanço da investigação (Hernandez et al., 2017; Frias & Nash, 2019).

Conclusão

As potenciais implicações para a saúde da exposição aos MPs são uma preocupação crescente, salientando a necessidade de mais investigação e de medidas proactivas para proteger a saúde humana. A compreensão das vias de exposição, dos potenciais efeitos para a saúde e das populações vulneráveis é crucial para o desenvolvimento de estratégias de saúde pública e políticas regulamentares eficazes. Os capítulos seguintes explorarão técnicas de deteção e medição, respostas regulamentares e potenciais soluções para atenuar o impacto dos MPs no ambiente e na saúde humana.

Deteção e medição de MPs

Detetar e quantificar com precisão os MPs é essencial para avaliar a contaminação ambiental, compreender a sua distribuição e comportamento e avaliar os riscos potenciais para a saúde humana. Este capítulo explora as várias técnicas e métodos utilizados para detetar e medir MPs em diferentes matrizes ambientais, incluindo água, solo, ar e amostras biológicas.

Desafios na deteção de MPs

Gama de tamanhos

Os MPs abrangem uma vasta gama de tamanhos, desde nanómetros a milímetros, apresentando desafios para a deteção e caraterização:

Nanoplásticos: As partículas à escala nanométrica são particularmente difíceis de detetar devido à sua pequena dimensão e tendência para se aglomerarem. São necessárias técnicas especializadas para a sua identificação e quantificação.

MPs vs. Partículas Naturais: A distinção entre MPs e partículas naturais de tamanho e forma semelhantes requer métodos analíticos avançados e uma preparação cuidadosa da amostra.

Complexidade da matriz

As amostras ambientais contêm frequentemente matrizes complexas, o que torna a deteção e análise de MPs mais difícil:

Amostras de água: Os sólidos em suspensão, a matéria orgânica e outras partículas podem interferir na deteção de MPs em amostras de água. Podem ser necessários métodos de filtração e digestão para isolar os MPs.

Amostras de solo e sedimentos: Níveis elevados de matéria orgânica e de conteúdo mineral no solo e nos sedimentos podem complicar a extração e identificação de MPs. As técnicas de separação por densidade e de digestão química são normalmente utilizadas para isolar os MP das matrizes do solo.

Identificação e classificação

A identificação e classificação dos MPs com base no seu tipo de polímero, tamanho, forma e caraterísticas de superfície é crucial para compreender as suas fontes e destino:

Técnicas espectroscópicas: A espetroscopia de infravermelhos com transformada de Fourier (FTIR) e a espetroscopia Raman são normalmente utilizadas para a identificação de polímeros. Estas técnicas fornecem informações valiosas sobre a composição química dos MPs.

Técnicas de imagiologia: A microscopia ótica, a microscopia eletrónica de varrimento (SEM) e a microscopia eletrónica de transmissão (TEM) permitem a visualização de MPs e a caraterização da sua morfologia e caraterísticas de superfície.

Técnicas analíticas para a deteção de MPs

Técnicas de Microscopia

Os métodos baseados em microscopia são amplamente utilizados para visualizar e caraterizar as MPs:

Microscopia ótica: A microscopia ótica permite a inspeção visual de MPs em amostras ambientais. É adequada para partículas maiores (>100 micrómetros), mas pode não ter a resolução necessária para identificar partículas mais pequenas.

Microscopia eletrónica de varrimento (SEM): O SEM fornece imagens de alta resolução de MPs, permitindo uma análise morfológica detalhada. A espetroscopia de raios X por dispersão de energia (EDS) pode ser utilizada para análise elementar e identificação de polímeros.

Microscopia Eletrónica de Transmissão (TEM): A TEM oferece uma resolução ainda mais elevada do que a SEM e pode ser utilizada para estudar a estrutura interna das MPs.

Técnicas de espetroscopia

Os métodos espectroscópicos são valiosos para identificar a composição química dos MPs:

Espectroscopia de infravermelhos com transformada de Fourier (FTIR): A espetroscopia FTIR é utilizada para identificar o tipo de polímero dos MPs com base nas suas vibrações moleculares. Trata-se de uma técnica não destrutiva adequada para a análise qualitativa e quantitativa.

Espectroscopia Raman: A espetroscopia Raman fornece uma impressão digital química dos MPs, permitindo a rápida identificação dos tipos de polímeros. É particularmente útil para analisar misturas complexas de MPs.

Análise química Podem ser utilizadas técnicas químicas para quantificar os MP em amostras ambientais:

Pirólise-Cromatografia de Gás-Espectrometria de Massa (Py-GC-MS): A Py-GC-MS é utilizada para quantificar os MP através da pirólise da matriz polimérica e da análise dos compostos voláteis resultantes. Fornece informações sobre a composição do polímero e os produtos de degradação.

Análise térmica: A análise termogravimétrica (TGA) e a calorimetria diferencial de varrimento (DSC) podem ser utilizadas para estudar as propriedades térmicas dos MPs e diferenciá-los dos materiais orgânicos.

Estratégias e protocolos de amostragem

Amostragem de água

A recolha de amostras de água para análise de MPs requer um planeamento e execução cuidadosos:

Amostragem: As amostras são recolhidas em locais e momentos específicos para avaliar a contaminação por MPs nas massas de água. Podem ser recolhidas várias amostras para ter em conta a variabilidade espacial e temporal.

Amostragem passiva: Os dispositivos de amostragem passiva, tais como armadilhas para sedimentos e redes de arrasto de manta, podem ser utilizados para recolher MPs durante períodos mais longos. Estes dispositivos acumulam passivamente partículas da coluna de água.

Amostragem do solo e dos sedimentos

A amostragem do solo e dos sedimentos envolve diferentes técnicas de extração e análise de MPs:

Amostragem de núcleos: Os núcleos de solo são recolhidos utilizando dispositivos de perfuração e os MP são extraídos utilizando métodos de separação de densidade. As amostras podem ser recolhidas a várias profundidades para avaliar a distribuição vertical.

Amostragem: As amostras de sedimentos são recolhidas com recurso a amostradores ou corers de sedimentos. As amostras de sedimentos são peneiradas e os MP são isolados utilizando técnicas de separação por densidade.

Amostragem de ar

A recolha de amostras de ar para os PM requer equipamento e técnicas especializadas:

Amostragem de ar de grande volume: Os amostradores de ar de grande volume são utilizados para recolher partículas transportadas pelo ar em filtros. Após a amostragem, os filtros são analisados quanto ao teor de MPs utilizando métodos de microscopia ou espectroscópicos.

Amostragem passiva: Os amostradores de ar passivos, como os discos de espuma de poliuretano (PUF), podem ser utilizados para recolher MPs ao longo do tempo.

Esses amostradores são expostos ao ar e depois analisados quanto ao conteúdo de MPs.

Normalização e garantia de qualidade

A normalização dos métodos de amostragem e de análise é essencial para garantir a qualidade e a comparabilidade dos dados:

Normas internacionais: Organizações como a International Organization for Standardization (ISO) e a Association of Analytical Communities (AOAC) desenvolvem normas para a análise de MPs.

Controlo de qualidade: São utilizadas medidas de controlo da qualidade, incluindo amostras em branco, métodos em branco e materiais de referência, para avaliar a exatidão e a precisão das medições de MPs.

Detetar e quantificar com precisão os MPs é crucial para avaliar a contaminação ambiental, compreender a sua distribuição e comportamento e avaliar os riscos potenciais para a saúde humana. Este capítulo explora as técnicas e métodos utilizados para detetar e medir MPs em várias matrizes ambientais, incluindo água, solo, ar e amostras biológicas.

Os MPs abrangem uma vasta gama de tamanhos, desde nanómetros a milímetros, o que coloca desafios à deteção:

A deteção de partículas em nanoescala requer técnicas especializadas devido ao seu pequeno tamanho e à sua tendência para se aglomerarem (Browne et al., 2011).

A distinção entre MPs e partículas naturais de tamanho e forma semelhantes requer métodos analíticos avançados (Kooi et al., 2017).

As amostras ambientais contêm frequentemente matrizes complexas, o que complica a deteção de MPs:

Os sólidos em suspensão e a matéria orgânica podem interferir com a deteção de MPs, necessitando de métodos de filtração e digestão (Löder & Gerdts, 2015).

Altos níveis de matéria orgânica e conteúdo mineral requerem técnicas especializadas de extração e identificação (Hidalgo-Ruz et al., 2012).

Identificar e classificar os MP com base nas suas propriedades é crucial para compreender as suas fontes e destino:

A espetroscopia de infravermelhos com transformada de Fourier (FTIR) e a espetroscopia Raman fornecem informações valiosas sobre a composição química das MP (Hartmann et al., 2019).

Técnicas de imagem: A microscopia ótica, a microscopia eletrónica de varrimento (SEM) e a microscopia eletrónica de transmissão (TEM) permitem a visualização e a caraterização de MPs (Nuelle et al., 2014).

Os métodos baseados na microscopia são normalmente utilizados para visualizar e caraterizar as MP:

Microscopia ótica: Adequado para partículas maiores, mas carece de resolução para partículas mais pequenas (Löder et al., 2017).

SEM e TEM: Fornecem imagens de alta resolução e capacidades de análise elementar (Cole et al., 2011).

Os métodos espectroscópicos são valiosos para identificar a composição química dos MPs:

FTIR: Técnica não destrutiva para identificação de polímeros (Gies et al., 2018).

Espectroscopia Raman: Identificação rápida de tipos de polímeros em misturas complexas (Käppler et al., 2016).

São utilizadas técnicas químicas para quantificar os MP em amostras ambientais:

Pirólise-GC-MS: Quantifica os MPs através da pirólise da matriz polimérica e da análise de compostos voláteis (Abbasi et al., 2021).

Análise térmica: Estuda as propriedades térmicas das MPs e as diferencia de materiais orgânicos (Koelmans et al., 2015).

Estratégias e protocolos de amostragem

São utilizados vários métodos de amostragem para a recolha de amostras de água para análise de MPs:

Amostragem: Recolhe amostras em locais e momentos específicos para avaliar os níveis de contaminação (Horton et al., 2018).

Amostragem passiva: Os dispositivos implantados acumulam partículas da coluna de água ao longo do tempo (Dris et al., 2015).

As técnicas de amostragem do solo e dos sedimentos envolvem métodos de extração e de análise:

Amostragem de núcleos: Recolhe núcleos de solo para avaliação da distribuição vertical (Zhang et al., 2019).

Amostragem de agarrar: As amostras de sedimentos peneiradas são analisadas usando técnicas de separação de densidade (Eerkes-Medrano et al., 2015).

São utilizados equipamentos e técnicas especializadas para a recolha de amostras de ar:

Amostragem de ar de grande volume: Recolhe partículas transportadas pelo ar em filtros para posterior análise (Hermabessiere et al., 2017).

Amostragem passiva: Os dispositivos expostos acumulam passivamente partículas do ar (Gasperi et al., 2018).

A normalização dos métodos de amostragem e de análise é fundamental para garantir a qualidade e a comparabilidade dos dados:

Normas internacionais: As organizações desenvolvem normas para a análise de MPs (ISO, AOAC).

Garantia de qualidade: Medidas como amostras em branco e materiais de referência avaliam a exatidão e a precisão das medições (Hartmann et al., 2019).

72

Conclusão

A deteção e medição exactas dos MP são fundamentais para compreender a sua distribuição ambiental, destino e potenciais impactos na saúde humana. Existe uma vasta gama de técnicas e métodos disponíveis para a análise de MPs, cada um com as suas vantagens e limitações. A normalização dos protocolos de amostragem e dos métodos analíticos é essencial para garantir a fiabilidade dos dados e a comparabilidade entre estudos. Os próximos capítulos explorarão as respostas regulamentares à poluição por MPs e as potenciais estratégias de atenuação para enfrentar este desafio ambiental premente.

À medida que a consciencialização global da poluição por MPs aumenta, os organismos reguladores e os decisores políticos reconhecem cada vez mais a necessidade de estratégias abrangentes para enfrentar este desafio ambiental. Este capítulo examina os regulamentos actuais e as respostas políticas a nível internacional, nacional e local, bem como as iniciativas em curso destinadas a mitigar a poluição por MPs e a proteger os ecossistemas e a saúde humana.

Esforços internacionais

Programa das Nações Unidas para o Ambiente (PNUA)

O PNUA tem desempenhado um papel significativo na luta contra a poluição causada pelas PM através de várias iniciativas:

Parceria Global sobre o Lixo Marinho (GPML): A GPML reúne os governos, a indústria, o meio académico e a sociedade civil para tratar do lixo marinho, incluindo os MP. Promove a colaboração e a partilha de conhecimentos para desenvolver soluções.

Grupo Ad Hoc de Peritos Abertos sobre Lixo Marinho e MPs: O grupo de peritos fornece orientações científicas e recomendações políticas aos governos e às partes interessadas sobre o tratamento do lixo marinho e dos MPs.

Organização Marítima Internacional (OMI)

A OMI adoptou medidas para reduzir a poluição por MPs proveniente das actividades de navegação:

Convenção Internacional para a Prevenção da Poluição por Navios (MARPOL): O Anexo V da MARPOL proíbe a descarga de plásticos, incluindo

MPs, dos navios para o mar. Também regula a eliminação dos resíduos de plástico produzidos a bordo.

Acordos regionais Foram estabelecidos acordos e convenções regionais para abordar a poluição por MPs em áreas específicas:

Convenção de Oslo-Paris (OSPAR): A OSPAR tem por objetivo proteger o ambiente marinho do Atlântico Nordeste. Desenvolveu medidas para reduzir o lixo marinho, incluindo os MP, através da cooperação e coordenação regionais.

Comissão para a Proteção do Meio Marinho do Báltico (HELCOM): A HELCOM trabalha para proteger o ambiente marinho do Mar Báltico. Adoptou orientações e recomendações para combater a poluição causada pelos MP, centrando-se em medidas de prevenção e redução.

Legislação nacional
União Europeia (UE)

A UE introduziu legislação para combater a poluição causada por MPs e promover uma economia circular:

Diretiva relativa aos plásticos de utilização única: A diretiva proíbe determinados produtos de plástico de utilização única e estabelece objectivos de redução para outros. Introduz também regimes de responsabilidade alargada do produtor e promove materiais alternativos.

Plano de Ação para a Economia Circular: O Plano de Ação para a Economia Circular da UE visa promover a produção e o consumo sustentáveis, reduzir os resíduos de plástico e aumentar as taxas de reciclagem. Inclui medidas para combater a poluição por MPs ao longo do ciclo de vida do produto.

Estados Unidos

Nos Estados Unidos, os esforços para regulamentar a poluição causada por MPs são feitos principalmente a nível estadual e local:

Legislação estadual: Vários estados introduziram legislação para restringir a utilização de MPs em produtos de higiene pessoal e agentes de limpeza. Estas leis têm por objetivo reduzir a poluição por MPs nas massas de água.

Proibições locais: Algumas cidades e municípios implementaram proibições de plásticos de utilização única e microesferas para reduzir a poluição por plásticos a nível local.

Iniciativas do sector

Indústria dos plásticos

A indústria dos plásticos está a reconhecer cada vez mais a necessidade de abordar a poluição por MPs e melhorar a sustentabilidade:

Compromissos voluntários: Muitas empresas assumiram compromissos voluntários para reduzir a utilização de MP nos seus produtos e processos de produção. Estes compromissos incluem a eliminação progressiva das microesferas e a exploração de materiais alternativos.

Investigação e inovação: Estão em curso esforços de investigação e inovação liderados pela indústria para desenvolver alternativas sustentáveis aos plásticos convencionais e melhorar as tecnologias de reciclagem.

Sensibilização e ação dos consumidores

A sensibilização e o ativismo dos consumidores desempenham um papel crucial na promoção da mudança e na responsabilização das empresas e dos responsáveis políticos:

Rotulagem dos produtos: Os consumidores estão a exigir transparência e responsabilidade às empresas no que respeita à utilização de MP nos produtos. Uma rotulagem e informação claras podem dar aos consumidores a possibilidade de fazerem escolhas informadas.

Defesa do consumidor: As organizações não governamentais (ONG) e os grupos de defesa estão a mobilizar o apoio público para políticas e iniciativas destinadas a combater a poluição causada por MPs. Desempenham um papel fundamental na consciencialização e na defesa de regulamentos mais rigorosos.

Investigação e acompanhamento

Investigação científica

A investigação científica em curso é essencial para compreender as fontes, a distribuição e os impactos da poluição por MPs:

Programas de monitorização: Os programas de monitorização nacionais e internacionais acompanham a poluição por MPs em diferentes compartimentos ambientais, fornecendo dados para o desenvolvimento de políticas e a tomada de decisões.

Avaliação dos riscos: Os estudos de avaliação de riscos avaliam os efeitos potenciais da exposição aos MPs nos ecossistemas e na saúde humana, informando as decisões regulamentares e as estratégias de gestão.

Partilha de conhecimentos e colaboração

A colaboração entre cientistas, decisores políticos, partes interessadas da indústria e a sociedade civil é crucial para abordar eficazmente a poluição por MPs:

Partilha de dados: As bases de dados e repositórios de acesso livre facilitam a partilha de dados e a colaboração entre investigadores e organizações que trabalham na poluição por MPs.

Reforço das capacidades: As iniciativas de reforço de capacidades apoiam os decisores políticos e as partes interessadas nos países em desenvolvimento na abordagem da poluição por MPs e na implementação de soluções eficazes.

À medida que a consciência global da poluição por MPs cresce, os órgãos reguladores e os decisores políticos estão a reconhecer a necessidade de estratégias abrangentes para enfrentar este desafio ambiental (UNEP, 2016). Este capítulo examina os regulamentos actuais e as respostas políticas a nível internacional, nacional e local, bem como as iniciativas em curso destinadas a mitigar a poluição por MPs e proteger os ecossistemas e a saúde humana.

O PNUA tem sido fundamental na abordagem da poluição por MPs através de várias iniciativas, tais como a Parceria Global sobre o Lixo Marinho (GPML) (PNUA, 2016). Esta parceria promove a colaboração entre governos, indústria, universidades e sociedade civil para desenvolver soluções para o lixo marinho, incluindo MPs.

A OMI adoptou medidas para reduzir a poluição por MPs proveniente das actividades de navegação, nomeadamente através do Anexo V da Convenção MARPOL (OMI, 2018). Esta convenção proíbe a descarga de plásticos, incluindo MPs, dos navios no mar e regula a eliminação dos resíduos de plástico gerados a bordo.

A UE introduziu legislação para combater a poluição por MPs e promover uma economia circular. A Diretiva relativa aos plásticos de utilização única, por exemplo, visa proibir determinados produtos de plástico de utilização única e estabelecer objectivos de redução para outros (Comissão Europeia, 2019). Além disso, o Plano de Ação para a Economia Circular centra-se na promoção da produção e do consumo sustentáveis, na redução dos resíduos de plástico e no aumento das taxas de reciclagem (Comissão Europeia, 2020).

Os esforços para regulamentar a poluição por MPs nos EUA ocorrem principalmente a nível estadual e local. Vários estados introduziram legislação para restringir a utilização de MPs em produtos de higiene pessoal e agentes de limpeza (National Conference of State Legislatures, 2020). Além disso, algumas cidades e municípios implementaram proibições de plásticos de utilização única e microesferas para reduzir a poluição por plásticos a nível local (Surfrider Foundation, 2020).

A indústria dos plásticos está a reconhecer cada vez mais a necessidade de abordar a poluição por MPs e de melhorar a sustentabilidade. Muitas empresas assumiram compromissos voluntários para reduzir a utilização de MP nos seus produtos e processos de produção (Plastics Industry Association, 2020). Estes compromissos incluem a eliminação progressiva das microesferas e a exploração de materiais alternativos.

A sensibilização e o ativismo dos consumidores desempenham um papel crucial na promoção da mudança e na responsabilização das empresas e dos decisores políticos (Greenpeace, 2020). Os consumidores exigem transparência e responsabilidade das empresas relativamente à utilização de MP nos produtos, defendendo uma rotulagem clara e informações que lhes permitam fazer escolhas informadas (Environmental Defense Fund, 2020).

A investigação científica em curso é essencial para compreender as fontes, a distribuição e os impactos da poluição por MPs. Programas de monitoramento nacionais e internacionais rastreiam a poluição por MPs em diferentes compartimentos ambientais, fornecendo dados para o desenvolvimento de políticas e tomada de decisões (GESAMP, 2019). Estudos de avaliação de risco avaliam os efeitos potenciais da exposição de MPs nos ecossistemas e na saúde humana, informando decisões regulatórias e estratégias de gestão.

Conclusão

As respostas regulamentares à poluição por MPs estão a evoluir a nível internacional, nacional e local, reflectindo o reconhecimento crescente da necessidade de uma ação concertada para enfrentar este desafio global. Os esforços para regulamentar os MPs abrangem uma série de medidas, desde a proibição dos plásticos de utilização única até aos regimes de responsabilidade alargada do produtor e aos compromissos voluntários da indústria. A investigação, monitorização e colaboração contínuas são essenciais para informar o desenvolvimento de políticas e implementar estratégias eficazes para reduzir a poluição por MPs e proteger os ecossistemas e a saúde humana.

Para resolver o problema generalizado da poluição por MPs é necessária uma abordagem multifacetada que englobe estratégias de prevenção, mitigação e remediação. Este capítulo explora várias soluções e medidas de atenuação destinadas a reduzir a produção, a libertação e os impactos dos MPs no ambiente e na saúde humana.

Prevenção na fonte

Reduzir a produção de plástico

Limitar a produção de materiais plásticos virgens é essencial para reduzir o influxo de MP no ambiente:

Abordagens de economia circular: A promoção de um modelo de economia circular dá ênfase à redução, reutilização e reciclagem de materiais plásticos para minimizar os resíduos e o impacto ambiental.

Materiais alternativos: Incentivar a utilização de materiais biodegradáveis e compostáveis como alternativas aos plásticos convencionais pode ajudar a reduzir a poluição por plásticos.

Produtos sem MPs

A regulamentação da utilização de MPs em produtos de consumo e processos industriais pode evitar a sua libertação no ambiente:

Proibições e restrições: A implementação de proibições ou restrições aos MPs em produtos de higiene pessoal, agentes de limpeza e aplicações industriais pode impedir a sua entrada nas massas de água.

Substituição: O incentivo à utilização de alternativas não plásticas, como abrasivos naturais em produtos de higiene pessoal e microesferas biodegradáveis em processos industriais, pode reduzir a poluição por MPs.

Gestão de resíduos e reciclagem

Melhoria da recolha e tratamento de resíduos

As práticas eficazes de gestão de resíduos são cruciais para evitar que os resíduos de plástico entrem no ambiente:

Infra-estruturas de recolha de resíduos: O investimento em infra-estruturas sólidas de recolha de resíduos, especialmente nos países em desenvolvimento, pode impedir que o lixo plástico chegue às massas de água.

Tecnologias avançadas de tratamento: A implementação de tecnologias avançadas de tratamento de resíduos, como o tratamento de lixiviados de aterros e estações de tratamento de águas residuais com capacidade de remoção de MPs, pode reduzir a libertação de MPs no ambiente.

Reciclagem e recuperação melhoradas

A promoção da reciclagem e da recuperação de materiais plásticos pode ajudar a minimizar a produção de MP:

Responsabilidade alargada do produtor (REP): A implementação de regimes de responsabilidade alargada do produtor responsabiliza os produtores pela gestão do fim de vida dos seus produtos, encorajando-os a conceberem produtos recicláveis e a investirem em infra-estruturas de reciclagem.

Tecnologias de reciclagem inovadoras: O investimento em tecnologias de reciclagem inovadoras, como a reciclagem química e a pirólise, pode ajudar a recuperar recursos valiosos dos resíduos de plástico, minimizando a produção de MP.

Medidas de prevenção da poluição

Gestão das águas pluviais

A gestão do escoamento de águas pluviais é essencial para evitar o transporte de MPs das zonas urbanas para as massas de água:

Infra-estruturas verdes: A incorporação de infra-estruturas verdes, tais como jardins de chuva, bioswales e pavimentos permeáveis, pode ajudar a captar e filtrar as águas pluviais, reduzindo o transporte de MPs para as massas de água.

Controlo na fonte: A aplicação de medidas de controlo na fonte, como armadilhas para o lixo e filtros de esgotos, pode impedir que o lixo de plástico entre nos sistemas de águas pluviais e, em última análise, chegue ao ambiente.

Melhores Práticas de Gestão (BMPs)

A adoção de BMPs em vários sectores, incluindo a agricultura, a construção e a indústria transformadora, pode ajudar a minimizar a libertação de MPs no ambiente:

Práticas agrícolas:

A implementação de práticas de lavoura de conservação, culturas de cobertura e práticas agro-florestais pode reduzir a erosão do solo e o transporte de MPs dos campos agrícolas para as massas de água.

Gestão do estaleiro de construção: Medidas adequadas de controlo da erosão e dos sedimentos nos locais de construção podem evitar que o solo e o escoamento de sedimentos contendo MPs atinjam as massas de água.

Sensibilização e educação do público

Campanhas de Mudança de Comportamento Aumentar a consciencialização e promover um comportamento responsável entre consumidores, empresas e comunidades é crucial para reduzir a poluição por MPs:

Campanhas de educação pública: Lançamento de campanhas de educação pública para informar os indivíduos sobre os impactos ambientais dos MPs e as acções que podem tomar para reduzir a sua pegada de plástico.

Envolvimento das empresas: Incentivar as empresas a adoptarem práticas sustentáveis, a reduzirem as embalagens de plástico e a apoiarem iniciativas sem plástico através de esforços de sensibilização dos consumidores e de responsabilidade social das empresas.

Envolvimento dos jovens e da comunidade O envolvimento dos jovens e das comunidades locais em iniciativas de gestão ambiental pode fomentar uma cultura de sustentabilidade e de ação colectiva:

Programas escolares: Introduzir programas de educação ambiental em escolas e universidades para educar os alunos sobre a importância de reduzir os resíduos de plástico e proteger os ecossistemas.

Eventos de limpeza da comunidade: Organização de eventos de limpeza comunitários para remover o lixo plástico das praias, rios, parques e outras áreas naturais, sensibilizando para os impactos da poluição por plásticos.

Investigação e inovação

Soluções tecnológicas

O investimento em investigação e inovação é fundamental para o desenvolvimento de novas tecnologias e soluções para combater a poluição por MPs:

Deteção e monitorização de MPs: Avanço das tecnologias de deteção e monitorização para melhorar a nossa compreensão das fontes, distribuição e destino dos MPs no ambiente.

Tecnologias de despoluição: Desenvolvimento de tecnologias inovadoras de remediação, como sistemas de filtração de MPs e abordagens de bioremediação, para remover MPs de massas de água e ecossistemas.

Iniciativas de investigação em colaboração

A colaboração entre investigadores, agências governamentais, partes interessadas da indústria e organizações da sociedade civil é essencial para fazer avançar os conhecimentos e desenvolver soluções eficazes:

Parcerias com várias partes interessadas: Estabelecimento de redes e parcerias de investigação em colaboração para partilhar dados, recursos e conhecimentos especializados na abordagem da poluição por MPs.

Financiamento e apoio: Fornecer financiamento e apoio a projectos de investigação interdisciplinares centrados na poluição por MPs, incentivando a colaboração entre disciplinas e sectores científicos.

Para resolver o problema generalizado da poluição por MPs é necessária uma abordagem multifacetada que englobe estratégias de prevenção, mitigação e remediação. Este capítulo explora várias soluções e medidas de atenuação destinadas a reduzir a produção, a libertação e os impactos dos MPs no ambiente e na saúde humana.

Reduzir a produção de plástico: Limitar a produção de materiais plásticos virgens é essencial para reduzir o influxo de MPs no ambiente. As abordagens da economia circular, como as delineadas pela Fundação Ellen MacArthur, enfatizam a redução, reutilização e reciclagem de materiais plásticos para minimizar o desperdício e o impacto ambiental. (Fundação Ellen MacArthur, 2017)

Produtos sem MPs: A regulamentação da utilização de MPs em produtos de consumo e processos industriais pode evitar a sua libertação no ambiente. A proibição ou restrição do uso de MPs em produtos de higiene pessoal, agentes de limpeza e aplicações industriais pode evitar a sua entrada nas massas de água. Além disso, incentivar a substituição por alternativas não plásticas, como abrasivos naturais e microesferas biodegradáveis, pode reduzir efetivamente a poluição por MPs.

Melhoria da recolha e do tratamento dos resíduos: Práticas eficazes de gestão de resíduos são cruciais para evitar que os resíduos de plástico entrem no ambiente. O investimento em infra-estruturas sólidas de recolha de resíduos, especialmente nos países em desenvolvimento, pode impedir que os resíduos de plástico cheguem às massas de água. Tecnologias de tratamento avançadas, como o tratamento de lixiviados de aterros sanitários e estações de tratamento de águas residuais com capacidade de remoção de MPs, podem reduzir ainda mais a libertação de MPs no ambiente. (Agência Europeia do Ambiente, 2018)

Melhoria da reciclagem e da recuperação: A promoção da reciclagem e da recuperação de materiais plásticos pode ajudar a minimizar a produção de MP. Os regimes de Responsabilidade Alargada do Produtor (REP), que responsabilizam os produtores pela gestão do fim de vida dos seus produtos, incentivam-nos a conceber produtos recicláveis e a investir em infra-estruturas de reciclagem. O investimento em tecnologias de reciclagem inovadoras, como a reciclagem química e a pirólise, pode ajudar a recuperar recursos valiosos dos resíduos de plástico, minimizando a produção de MP.

Gestão das águas pluviais: A gestão do escoamento das águas pluviais é essencial para evitar o transporte de MPs das áreas urbanas para as massas de água. A infraestrutura verde, incluindo jardins de chuva, bioswales e pavimentos permeáveis, pode ajudar a captar e filtrar as águas pluviais, reduzindo o transporte de MPs para as massas de água. A aplicação de medidas de controlo na fonte, como armadilhas para o lixo e filtros de esgotos, pode impedir que o lixo de plástico entre nos sistemas de águas pluviais e chegue ao ambiente. (Agência de Proteção Ambiental dos EUA).

Melhores Práticas de Gestão (BMPs): A adoção de BMPs em vários sectores, incluindo a agricultura, a construção e a indústria transformadora, pode ajudar a minimizar a libertação de MPs no ambiente. Por exemplo, a implementação de práticas de lavoura de conservação, culturas de cobertura e práticas agro-florestais na agricultura pode reduzir a erosão do solo e o transporte de MPs dos campos agrícolas para as massas de água. Medidas adequadas de controlo da erosão e dos sedimentos nos estaleiros de construção podem evitar que o escoamento do solo e dos sedimentos contendo MPs chegue às massas de água. (Hawks et al., 2022)

Campanhas de mudança de comportamento: Sensibilizar e promover um comportamento responsável entre os consumidores, as empresas e as comunidades é crucial para reduzir a poluição por MPs. As campanhas de educação pública podem informar os indivíduos sobre os impactos ambientais dos MPs e as acções que podem tomar para reduzir a sua pegada de plástico. O envolvimento das empresas, como o incentivo às empresas para adoptarem práticas sustentáveis e apoiarem iniciativas sem plástico, pode contribuir ainda mais para a redução da poluição por MPs. (National Oceanic and Atmospheric Administration).

Envolvimento dos jovens e da comunidade: O envolvimento dos jovens e das comunidades locais em iniciativas de gestão ambiental pode fomentar uma cultura de sustentabilidade e de ação colectiva. Os programas de educação ambiental nas escolas e universidades podem educar os estudantes sobre a importância de reduzir os resíduos de plástico e de proteger os ecossistemas. Os eventos de limpeza da comunidade podem aumentar a sensibilização para os impactos da poluição por plásticos e incentivar a ação local para resolver o problema.

Soluções tecnológicas: O investimento em investigação e inovação é fundamental para o desenvolvimento de novas tecnologias e soluções para combater a poluição por MPs. O avanço das tecnologias de deteção e monitorização pode melhorar a nossa compreensão das fontes, distribuição e destino dos MPs no ambiente. O desenvolvimento de tecnologias inovadoras de remediação, tais como sistemas de filtragem de MPs e abordagens de biorremediação, pode remover os MPs das massas de água e dos ecossistemas. (Carlini e Kleine, 2018)

Iniciativas de investigação em colaboração: A colaboração entre investigadores, agências governamentais, partes interessadas da indústria e organizações da sociedade civil é essencial para o avanço do conhecimento e o desenvolvimento de soluções eficazes. O estabelecimento de redes de investigação em colaboração e de parcerias para partilhar dados, recursos e conhecimentos pode acelerar o progresso na abordagem da poluição por MPs. A concessão de financiamento e apoio a projectos de investigação interdisciplinares centrados na poluição por MPs pode incentivar a colaboração entre disciplinas e sectores científicos.

Conclusão

Enfrentar o complexo desafio da poluição por MPs requer uma abordagem coordenada e multifacetada que englobe estratégias de prevenção, mitigação e remediação. Através da implementação de soluções na fonte, da melhoria das práticas de gestão e reciclagem de resíduos, da adoção de medidas de prevenção da poluição, da sensibilização e educação do público e do investimento na investigação e inovação, podemos trabalhar no sentido de minimizar a produção, a libertação e os impactos dos MP no ambiente e na saúde humana. A colaboração entre as partes interessadas a todos os níveis é essencial para alcançar progressos significativos na resolução desta questão ambiental urgente.

Direcções futuras e investigação

À medida que a compreensão da poluição por MPs continua a evoluir, os futuros esforços de investigação devem centrar-se na abordagem das lacunas de conhecimento, na identificação de questões emergentes e no desenvolvimento de soluções inovadoras. Este capítulo explora as vias potenciais para a investigação futura e descreve as áreas-chave para uma investigação mais aprofundada no domínio dos MPs.

Áreas de investigação emergentes

Nanoplásticos

O estudo dos nanoplásticos, partículas mais pequenas do que 1 micrómetro, representa uma fronteira emergente na investigação dos MPs:

Deteção e caraterização: Desenvolvimento de métodos de deteção sensíveis e técnicas de caraterização de nanoplásticos para melhor compreender a sua ocorrência, comportamento e potenciais impactos.

Efeitos toxicológicos: Investigar os efeitos toxicológicos dos nanoplásticos nos organismos aquáticos, nos ecossistemas terrestres e na saúde humana, incluindo o seu potencial de bioacumulação e biomagnificação nas cadeias alimentares.

MPs em Sistemas Atmosféricos

A investigação sobre os MP nos sistemas atmosféricos está a ganhar força, salientando a necessidade de mais investigação:

Fontes e transporte: Estudo das fontes, vias e mecanismos de transporte atmosférico de MPs para compreender a sua deposição e distribuição em ambientes terrestres e aquáticos.

Exposição humana: Avaliar a exposição humana aos MP transportados pelo ar e os seus potenciais efeitos na saúde, incluindo os impactos respiratórios e cardiovasculares.

Deputados nas cadeias alimentares

A compreensão da transferência e bioacumulação de MPs nas cadeias alimentares é uma área crítica de investigação:

Efeito Cavalo de Troia: Investigar o potencial das MPs para actuarem como vectores de outros contaminantes, tais como poluentes orgânicos persistentes (POPs) e metais pesados, e as suas implicações para a segurança alimentar e a saúde humana.

Impactos ecológicos: Avaliar os impactos ecológicos da ingestão de MPs em organismos marinhos e terrestres, incluindo alterações no comportamento, fisiologia e sucesso reprodutivo.

Avanços metodológicos

Técnicas Analíticas Avançadas

O desenvolvimento contínuo de técnicas analíticas é essencial para melhorar a deteção e a caraterização dos MPs:

Imagiologia de alta resolução: Avanço das técnicas de imagiologia, como a microscopia de super-resolução e abordagens de microscopia correlativa, para visualizar e caraterizar MPs à nanoescala.

Análise química: Melhorar os métodos de análise química, como a espetrometria de massa e as técnicas espectroscópicas, para identificar e quantificar os MP e os contaminantes associados.

Normalização e Harmonização

A normalização dos protocolos de amostragem e análise é fundamental para garantir a comparabilidade e fiabilidade dos dados:

Diretrizes internacionais: Desenvolvimento de protocolos e diretrizes normalizados para a amostragem, extração, análise e comunicação de MPs para facilitar a harmonização de dados e a meta-análise.

Garantia de qualidade: Implementação de medidas de garantia de qualidade, incluindo ensaios de proficiência e comparações interlaboratoriais, para garantir a exatidão e a reprodutibilidade das medições de MPs.

Abordagens interdisciplinares

Colaboração transdisciplinar

A colaboração entre diversas disciplinas é essencial para abordar a natureza complexa da poluição por MPs:

Investigação integrada: Promover iniciativas de investigação interdisciplinares que integrem conhecimentos especializados de domínios como as ciências do ambiente, a química, a biologia, a engenharia e as ciências sociais, a fim de abordar a poluição por MPs sob múltiplas perspectivas.

Envolvimento das partes interessadas: Envolver as partes interessadas, incluindo decisores políticos, representantes da indústria, organizações não governamentais (ONG) e comunidades locais, em actividades de investigação para promover o diálogo, o intercâmbio de conhecimentos e o co-desenvolvimento de soluções.

Intercâmbio de conhecimentos e reforço de capacidades

O investimento em iniciativas de intercâmbio de conhecimentos e de reforço das capacidades pode reforçar os esforços globais para combater a poluição por MP:

Programas de formação: Desenvolver programas de formação e workshops para reforçar as capacidades de investigação, técnicas analíticas e interpretação de dados dos MPs, particularmente nos países em desenvolvimento e nas regiões sub-representadas.

Divulgação ao público: Reforçar o envolvimento do público e as actividades de sensibilização para aumentar a consciencialização sobre a poluição por MPs, os seus impactos e a importância da ação colectiva para enfrentar este desafio global.

À medida que a compreensão da poluição por MPs continua a evoluir, os futuros esforços de investigação devem centrar-se na abordagem das lacunas de conhecimento, na identificação de questões emergentes e no desenvolvimento de soluções inovadoras. Este capítulo explora as vias potenciais para a investigação futura e descreve as áreas-chave para uma investigação mais aprofundada no domínio dos MPs.

O estudo dos nanoplásticos, partículas mais pequenas do que 1 micrómetro, representa uma fronteira emergente na investigação dos MPs:

Desenvolver métodos de deteção sensíveis e técnicas de caraterização de nanoplásticos para melhor compreender a sua ocorrência, comportamento e potenciais impactos (Koelmans et al., 2013).

A investigação sobre os MP nos sistemas atmosféricos está a ganhar força, salientando a necessidade de mais investigação:

Estudar as fontes, vias e mecanismos de transporte atmosférico de MPs para entender sua deposição e distribuição em ambientes terrestres e aquáticos (Allen et al., 2019). Avaliar a exposição humana a MPs transportados pelo ar e seus potenciais efeitos na saúde, incluindo impactos respiratórios e cardiovasculares (Wright et al., 2013).

A compreensão da transferência e bioacumulação de MPs nas cadeias alimentares é uma área crítica de investigação:

Investigar o potencial dos MPs para atuar como vectores de outros contaminantes, tais como poluentes orgânicos persistentes (POPs) e metais pesados, e as suas implicações para a segurança alimentar e a saúde humana (Hartmann et al., 2017). Avaliar os impactos ecológicos da ingestão de MPs em organismos marinhos e terrestres, incluindo mudanças no comportamento, fisiologia e sucesso reprodutivo (Wright et al., 2013).

O desenvolvimento contínuo de técnicas analíticas é essencial para melhorar a deteção e a caraterização dos MPs:

Avanço das técnicas de imagiologia, como a microscopia de super-resolução e as abordagens de microscopia correlativa, para visualizar e caraterizar os MPs à nanoescala (Bhattacharya et al., 2023).

A normalização dos protocolos de amostragem e análise é fundamental para garantir a comparabilidade e fiabilidade dos dados:

Desenvolvimento de protocolos e diretrizes padronizados para amostragem, extração, análise e relatório de MPs para facilitar a harmonização de dados e a meta-análise (Horton et al., 2017). Qualidade Implementar medidas de garantia de qualidade, incluindo testes de proficiência e comparações interlaboratoriais, para garantir a precisão e a reprodutibilidade das medições de MPs (Hermabessiere et al., 2017).

A colaboração entre diversas disciplinas é essencial para abordar a natureza complexa da poluição por MPs:

Promover iniciativas de investigação interdisciplinares que integrem conhecimentos especializados de domínios como a ciência ambiental, a química, a biologia, a engenharia e as ciências sociais para combater a poluição por MPs a partir de múltiplas perspetivas (Lebreton et al., 2019). Envolver as partes interessadas, incluindo decisores políticos, representantes da indústria, organizações não governamentais (ONG) e comunidades locais, em actividades de investigação para promover o diálogo, a troca de conhecimentos e o co-desenvolvimento de soluções (Browne et al., 2011).

O investimento em iniciativas de intercâmbio de conhecimentos e de reforço das capacidades pode reforçar os esforços globais para combater a poluição por MP:

Programas de formação: Desenvolver programas de formação e workshops para reforçar as capacidades de investigação em MPs, técnicas analíticas e interpretação de dados, particularmente em países em desenvolvimento e regiões sub-representadas (Neves et al., 2015).

Conclusão

O futuro da investigação sobre os MPs reside no avanço da nossa compreensão das suas fontes, destino e impactos, bem como no desenvolvimento de soluções inovadoras para mitigar os seus riscos ambientais e para a saúde. Concentrando-nos em áreas de investigação emergentes, fazendo avançar as técnicas analíticas, promovendo a colaboração interdisciplinar e investindo no intercâmbio de conhecimentos e na criação de capacidades, podemos trabalhar no sentido de uma abordagem mais abrangente e integrada para tratar a poluição por MPs. A dedicação e a colaboração contínuas entre disciplinas científicas, sectores e regiões serão essenciais para alcançar progressos significativos na proteção do ambiente e da saúde humana contra os impactos dos MP.

A análise de estudos de caso e exemplos do mundo real fornece informações valiosas sobre as diversas manifestações e impactos da poluição por MPs, bem como abordagens inovadoras e iniciativas destinadas a enfrentar este desafio global. Este capítulo apresenta uma seleção de estudos de caso de diferentes regiões e sectores, destacando a complexidade da poluição por MPs e mostrando os esforços para mitigar os seus efeitos.

Ambientes marinhos

A Grande Mancha de Lixo do Pacífico

A Grande Mancha de Lixo do Pacífico, localizada no Oceano Pacífico Norte, é um dos exemplos mais conhecidos de poluição marinha por plásticos:

Extensão da poluição: A Grande Mancha de Lixo do Pacífico estende-se por uma área estimada em duas vezes o tamanho do Texas e contém uma elevada concentração de MPs, ameaçando a vida marinha e os ecossistemas.

Esforços de limpeza: Várias iniciativas de limpeza, como o Projeto de Limpeza dos Oceanos, têm como objetivo remover os detritos de plástico dos oceanos utilizando tecnologias inovadoras, mas continuam a existir desafios para resolver eficazmente o problema na sua origem.

Deputados dos ecossistemas costeiros

Os ambientes costeiros são particularmente vulneráveis à poluição por MPs devido à sua proximidade de centros urbanos e actividades industriais:

Impactos na vida marinha: Os MP representam riscos para os organismos marinhos, incluindo a ingestão, o emaranhamento e a degradação do habitat, com potenciais efeitos em cascata em ecossistemas inteiros.

Projectos de limpeza de base comunitária: Os projectos de limpeza liderados pela comunidade, tais como limpezas de praias e iniciativas de ciência cidadã, envolvem as partes interessadas locais na mitigação da poluição por plásticos e na sensibilização para os seus impactos.

Sistemas de água doce

Deputados dos Rios e Lagos

Os sistemas de água doce interiores são também afectados pela poluição por MPs, colocando ameaças à biodiversidade aquática e à saúde humana:

Fontes de poluição: Os MPs entram nos rios e lagos através de várias vias, incluindo o escoamento urbano, a descarga de águas residuais e a deposição atmosférica.

Monitorização e Investigação: Os programas de monitorização e os estudos de investigação avaliam a distribuição e os impactos dos MPs nos ecossistemas de água doce, informando as estratégias de gestão e as intervenções políticas.

Água potável contaminada

Os MP foram detectados em fontes de água potável em todo o mundo, suscitando preocupações quanto à potencial exposição humana e aos riscos para a saúde:

Desafios do tratamento: Os processos convencionais de tratamento de água podem não remover eficazmente os MPs da água potável, destacando a necessidade de tecnologias e infra-estruturas de tratamento melhoradas.

Respostas regulamentares: As agências reguladoras estão a trabalhar no sentido de estabelecer diretrizes e normas para os MPs na água potável, mas é necessária mais investigação para compreender plenamente as suas implicações para a saúde.

Ambientes terrestres

MPs em solos e sistemas agrícolas

Os MP estão presentes no solo e em ambientes agrícolas, com implicações potenciais para a saúde do solo, a produtividade das culturas e a segurança alimentar:

Fontes de contaminação: Os MPs no solo têm origem em várias fontes, incluindo coberturas plásticas, biossólidos e deposição atmosférica.

Impacto nos serviços ecossistémicos: A investigação examina os efeitos dos MPs na biota do solo, no ciclo de nutrientes e na estrutura do solo, informando sobre práticas agrícolas sustentáveis e estratégias de gestão da terra.

Poluição dos deputados urbanos

As zonas urbanas são pontos críticos de poluição por MPs, com o lixo plástico a acumular-se nas ruas, parques e espaços verdes:

Gestão das águas pluviais: A melhoria da gestão das águas pluviais e das infra-estruturas verdes pode ajudar a reduzir o transporte de MPs dos ambientes urbanos para as massas de água.

Campanhas de sensibilização do público: As campanhas de educação e sensibilização aumentam a consciencialização sobre os impactos da poluição por plásticos e promovem a mudança de comportamento entre os residentes e as empresas.

Soluções inovadoras

Deputados em Produtos de Consumo

Os produtos de consumo, como os artigos de higiene pessoal e os têxteis sintéticos, contribuem para a poluição por MPs, o que levou a esforços para desenvolver alternativas:

Alternativas biodegradáveis: As microesferas biodegradáveis e os têxteis de fibras naturais oferecem alternativas sustentáveis aos produtos de plástico convencionais, reduzindo os impactos ambientais.

Rotulagem dos produtos: Sistemas claros de rotulagem e certificação ajudam os consumidores a identificar produtos sem MPs e a fazer escolhas informadas, impulsionando a procura de alternativas ecológicas no mercado.

Inovações tecnológicas

As tecnologias inovadoras desempenham um papel crucial na atenuação da poluição por MPs e no avanço da nossa compreensão das suas fontes e impactos:

Ferramentas de deteção de MPs: Métodos de deteção rápidos e sensíveis, incluindo técnicas espectroscópicas e tecnologias de imagem, permitem aos investigadores identificar e quantificar os MP em amostras ambientais.

Sistemas de remediação da poluição: Novas tecnologias de remediação, tais como barreiras flutuantes e sistemas de filtração, capturam e removem os MPs das massas de água, contribuindo para ecossistemas mais limpos e saudáveis.

Conclusão

Os estudos de caso e os exemplos do mundo real ilustram a natureza multifacetada da poluição por MPs e destacam a necessidade urgente de ação para enfrentar este desafio global. Os esforços para mitigar a poluição por MPs abrangem diversos sectores e regiões, desde iniciativas de conservação marinha a projectos de gestão de resíduos urbanos. Ao aprender com intervenções bem-sucedidas e soluções inovadoras, podemos trabalhar para um futuro mais sustentável, onde a poluição por plásticos é minimizada e os ecossistemas e a saúde humana são protegidos dos impactos dos MPs.

Conclusão

A poluição por MPs representa uma questão ambiental complexa e premente com implicações de longo alcance para os ecossistemas, a vida selvagem e a saúde humana. Através da exploração das fontes, vias, impactos e estratégias de mitigação apresentadas neste livro, é evidente que os MPs permeiam praticamente todos os cantos do planeta, desde as profundezas do oceano até ao ar que respiramos. Apesar dos desafios colocados pela sua ubiquidade e persistência, há razões para ter esperança nos esforços colectivos que estão a ser desenvolvidos em todo o mundo para enfrentar esta crise global.

Principais informações

Interligação dos sistemas: A interconexão dos sistemas terrestres, aquáticos e atmosféricos sublinha a necessidade de abordagens integradas para a gestão da poluição por MPs. Os esforços para tratar os MPs num ambiente devem considerar os seus potenciais impactos nos ecossistemas adjacentes e dar prioridade a soluções holísticas.

Princípio da precaução: Perante a incerteza quanto aos efeitos a longo prazo da exposição a MPs nos ecossistemas e na saúde humana, o princípio da precaução orienta a tomada de decisões, defendendo medidas proactivas para reduzir as emissões de MPs e mitigar os riscos.

Colaboração de múltiplos intervenientes: Soluções eficazes para a poluição por MPs requerem a colaboração entre governos, indústrias, universidades, sociedade civil e o público. Ao promover parcerias e o diálogo entre sectores, podemos aproveitar a experiência e os recursos colectivos para promover mudanças significativas.

Apelo à ação

Ao reflectirmos sobre os conhecimentos obtidos a partir desta exploração da poluição por MPs, é evidente que é necessária uma ação urgente para enfrentar este desafio global. As seguintes acções são essenciais para avançar o progresso na mitigação da poluição por MPs e salvaguardar a saúde do nosso planeta:

Investigação e monitorização: Investir em esforços contínuos de investigação e monitorização para melhorar a nossa compreensão das fontes, distribuição, comportamento e impactos dos MPs em diferentes ambientes.

Política e regulamentação: Reforçar os quadros regulamentares e as políticas a nível local, nacional e internacional para reduzir as emissões de MPs, promover alternativas sustentáveis e responsabilizar os poluidores.

Inovação e tecnologia: Apoiar o desenvolvimento e a implantação de tecnologias e soluções inovadoras para detetar, medir e remover os MP do ambiente.

Educação e sensibilização: Sensibilizar o público para os impactos da poluição por MPs e capacitar os indivíduos para fazerem escolhas informadas que reduzam o consumo e os resíduos de plástico.

Colaboração e envolvimento: Fomentar a colaboração entre as várias partes interessadas e o envolvimento da comunidade para mobilizar a ação colectiva e impulsionar a mudança sistémica na abordagem da poluição por MPs.

Olhando para o futuro

Embora o desafio da poluição por MPs seja formidável, há razões para otimismo no crescente ímpeto e empenho em enfrentar esta crise global. Trabalhando em conjunto, podemos traçar um rumo para um futuro mais sustentável, onde os impactos dos MPs nos ecossistemas, na vida selvagem e na saúde humana sejam minimizados e a integridade do nosso planeta seja preservada para as gerações futuras.

Referências

Abbasi, S., Moore, F., & Keshavarzi, B. (2021). PET-microplásticos como vetor de hidrocarbonetos aromáticos policíclicos em uma zona de rizosfera de planta simulada. Tecnologia Ambiental e Inovação, 21, 101370.

Alabi, O. A., Ologbonjaye, K. I., Awosolu, O., & Alalade, O. E. (2019). Efeitos na saúde pública e ambiental da eliminação de resíduos plásticos: uma revisão. J Toxicol Risk Assess, 5(021), 1-13.

Allen, S., Allen, D., Phoenix, V. R., Le Roux, G., Durántez Jiménez, P., Simonneau, A., ... & Galop, D. (2019). Transporte atmosférico e deposição de microplásticos em uma bacia hidrográfica de montanha remota. Nature Geoscience, 12(5), 339-344.

Conselho Americano de Química. (2020). Operação Clean Sweep. https://www.opcleansweep.org/.

Andrady, A. L. (2011). Microplásticos no ambiente marinho. Marine Pollution Bulletin, 62(8), 1596-1605.

Bakir, A., Rowland, S. J., & Thompson, R. C. (2014). Dessorção aprimorada de poluentes orgânicos persistentes de microplásticos em condições fisiológicas simuladas. Environmental Pollution, 185, 16-23.

Ballent, A., Pando, S., Purser, A., Juliano, M. F., e Thomsen, L. (2013). Transporte modelado da poluição por microplásticos marinhos bentónicos no Canhão da Nazaré, Biogeosciences, 10, 7957-7970, https://doi.org/10.5194/bg-10-7957-2013.

Barboza, L. G. A., Lopes, C., Oliveira, P., Bessa, F., Otero, V., Henriques, B., ... & Guilhermino, L. (2018). Microplásticos em peixes selvagens do Oceano Atlântico Nordeste e seu potencial para causar efeitos neurotóxicos, peroxidação lipídica e danos oxidativos. Science of The Total Environment, 717, 134625.

Bellasi, A., Binda, G., Pozzi, A., Galafassi, S., Volta, P., & Bettinetti, R. (2020). Contaminação por microplásticos em ambientes de água doce: Uma revisão, com foco nas interações com sedimentos e organismos bentônicos. Ambientes, 7(4), 30.

Boucher, J., & Friot, D. (2017). Microplásticos primários nos oceanos: uma avaliação global das fontes (Vol. 10). Gland, Suíça: Iucn.

Brahney, J., Hallerud, M., Heim, E., Hahnenberger, M., & Sukumaran, S. (2020). Chuva de plástico em áreas protegidas dos Estados Unidos. Science, 368(6496), 1257-1260.

Briassoulis, D. (2004). Uma visão geral do comportamento mecânico das películas agrícolas biodegradáveis. Journal of Polymers and the Environment, 12, 65-81.

Browne, M. A., Crump, P., Niven, S. J., Teuten, E. L., Tonkin, A., Galloway, T., & Thompson, R. (2011). Accumulation of microplastic on shorelines worldwide: Sources and sinks. Environmental Science & Technology, 45(21), 9175-9179.

Carbery, M., O'Connor, W., & Palanisami, T. (2018). Transferência trófica de microplásticos e contaminantes mistos na rede alimentar marinha e implicações para a saúde humana. Environment International, 115, 400-409.

Carlini, G., & Kleine, K. (2018). Avançar a regulamentação internacional da poluição por plásticos para além da resolução da Assembleia das Nações Unidas para o Ambiente sobre lixo marinho e microplásticos. Revista de Direito Ambiental Europeu, Comparado e Internacional, 27(3), 234-244.

Carr, S. A. (2017). Fontes e modos de dispersão de microfibras no ambiente. Avaliação e Gestão Ambiental Integrada, 13(3), 466-469.

Cole, M., Lindeque, P., Halsband, C., & Galloway, T. S. (2011). Microplásticos como contaminantes no ambiente marinho: A review. Marine Pollution Bulletin, 62(12), 2588-2597.

Corradini, F., Meza, P., Eguiluz, R., Casado, F., Huerta-Lwanga, E., & Geissen, V. (2019). Evidência de acumulação de microplásticos em solos agrícolas devido à eliminação de lamas de depuração. Science of The Total Environment, 671, 411-420.

Cozar, A., Echevarria, F., Gonzalez-Gordillo, J. I., Irigoien, X., Ubeda, B., Hernandez-Leon, S., ... & Duarte, C. M. (2014). Detritos plásticos em oceano aberto. Actas da Academia Nacional de Ciências, 111(28), 10239-10244.

de Souza Machado, A. A., Lau, C. W., Till, J., Kloas, W., Lehmann, A., Becker, R., & Rillig, M. C. (2018). Impactos dos microplásticos no ambiente biofísico do solo. Ciência e Tecnologia Ambiental, 52(17), 9656-9665.

Deng, Y., Zhang, Y., Lemos, B., & Ren, H. (2017). A acumulação de microplásticos nos tecidos de ratinhos e as respostas dos biomarcadores sugerem riscos generalizados de exposição para a saúde. Scientific Reports, 7(1), 46687.

Dris, R., Gasperi, J., Rocher, V., Saad, M., Renault, N., & Tassin, B. (2015). Contaminação por microplásticos numa área urbana: um estudo de caso na Grande Paris. Química Ambiental, 12(5), 592-599.

Dris, R., Gasperi, J., Saad, M., Mirande, C., & Tassin, B. (2016). Fibras sintéticas na precipitação atmosférica: Uma fonte de microplásticos no ambiente? Marine Pollution Bulletin, 104(1-2), 290-293.

Duis, K., & Coors, A. (2016). Microplásticos no ambiente aquático e terrestre: Sources (with a specific focus on personal care products), fate and effects. Environmental Sciences Europe, 28(1), 2.

Eerkes-Medrano, D., Thompson, R. C., & Aldridge, D. C. (2015). Microplásticos em sistemas de água doce: A review of the emerging threats, identification of knowledge gaps and prioritization of research needs. Water Research, 75, 63-82.

Engler, R. E. (2012). A complexa interação entre os detritos marinhos e os produtos químicos tóxicos no oceano. Ciência e Tecnologia Ambiental, 46(22), 12302-12315.

Fundo de Defesa Ambiental. (2020). Microplastics in Cosmetics. https://www.edf.org/health/cosmetics-and-personal-care

Eriksen, M., Mason, S., Wilson, S., Box, C., Zellers, A., Edwards, W., Farley, H., & Amato, S. (2013). Poluição por microplásticos nas águas superficiais dos Grandes Lagos Laurencianos. Marine Pollution Bulletin, 77(1-2), 177-182.

Comissão Europeia. (2019). Diretiva relativa aos plásticos de utilização única. https://ec.europa.eu/environment/topics/plastics/single-use-plastics_en

Comissão Europeia. (2020). Plano de Ação para a Economia Circular. https://ec.europa.eu/environment/circular-economy/index_en.htm

Fendall, L. S., & Sewell, M. A. (2009). Contribuir para a poluição marinha ao lavar o rosto: Microplásticos em produtos de limpeza facial. Marine Pollution Bulletin, 58(8), 1225-1228.

Foley, C. J., Feiner, Z. S., Malinich, T. D., & Höök, T. O. (2018). Uma meta-análise dos efeitos da exposição a microplásticos em peixes e invertebrados aquáticos. Science of The Total Environment, 631, 550-559.

Free, C. M., Jensen, O. P., Mason, S. A., Eriksen, M., Williamson, N. J., & Boldgiv, B. (2014). Altos níveis de poluição por microplásticos num grande e remoto lago de montanha. Marine pollution bulletin, 85(1), 156-163.

Frias, J. P. G. L., & Nash, R. (2019). Microplásticos: Encontrar um consenso sobre a definição. Marine Pollution Bulletin, 138, 145-147.

G7. (2018). Projeto de Charlevoix para oceanos e mares saudáveis e comunidades costeiras resilientes. Sommet Du G7-G7 Summit.

Galgani, F., Hanke, G., Werner, S. D. V. L., & De Vrees, L. (2013). O lixo marinho no âmbito da diretiva-quadro da estratégia marinha europeia. ICES Journal of marine Science, 70(6), 1055-1064.

Gall, S. C., & Thompson, R. C. (2015). O impacto dos detritos na vida marinha. Marine Pollution Bulletin, 92(1-2), 170-179.

Galloway, T. S., & Lewis, C. N. (2016). Os microplásticos marinhos representam grandes problemas para as gerações futuras. Proceedings of the National Academy of Sciences, 113(9), 2331-2333.

Gasperi, J., Dris, R., Bonin, T., Rocher, V., & Tassin, B. (2015). Avaliação de detritos plásticos flutuantes em águas superficiais ao longo do rio Sena. Environmental Pollution, 195, 163-166.

Gasperi, J., Wright, S. L., Dris, R., Collard, F., Mandin, C., Guerrouache, M., ... & Tassin, B. (2018). Microplásticos no ar: estamos a respirá-los? Opinião atual em ciência e saúde ambiental, 1, 1-5.

GESAMP. (2019). Fontes, destino e efeitos dos microplásticos no ambiente marinho: Parte Dois de uma Avaliação Global. https://www.gesamp.org/publications/microplastics-in-the-marine-environment-part-2

Geyer, R., Jambeck, J. R., & Law, K. L. (2017). Produção, uso e destino de todos os plásticos já feitos. Science Advances, 3(7), e1700782.

Greenpeace. (2020). Plastic Pollution. https://www.greenpeace.org/international/act/beat-plastic-pollution/

Gregory, M. R. (2009). Environmental implications of plastic debris in marine settings-entanglement, ingestion, smothering, hangers-on, hitch-hiking and alien invasions. Philosophical Transactions of the Royal Society B: Biological Sciences, 364(1526), 2013-2025.

Hartline, N. L., Bruce, N. J., Karba, S. N., Ruff, E. O., Sonar, S. U., Holden, P. A., & Sullivan, E. J. (2016). Massas de microfibras recuperadas da lavagem convencional à máquina de roupas novas ou envelhecidas. Environmental Science & Technology, 50(21), 11532-11538.

Hartmann, N. B., Hüffer, T., Thompson, R. C., Hassellöv, M., Verschoor, A., Daugaard, A. E., ... & Wagner, M. (2019). Estamos a falar a mesma língua? Recomendações para um quadro de definição e categorização de detritos plásticos. Ciência e Tecnologia Ambiental, 53(3), 1039-1047.

Hartmann, N. B., Rist, S., Bodin, J., Jensen, L. H., Schmidt, S. N., Mayer, P., ... & Baun, A. (2017). Microplásticos como vectores de contaminantes ambientais: Explorando a sorção, dessorção e transferência para a biota. Avaliação e gestão ambiental integrada, 13(3), 488-493.

Hawks, B. S., Bolding, M. C., Aust, W. M., Barrett, S. M., Schilling, E., & Horton, C. N. (2022). Implementação de melhores práticas de gestão florestal e entrega de sedimentos em três regiões da Carolina do Norte e Virgínia. Forest Science, 68(1), 63-74.

Hermabessiere, L., Dehaut, A., Paul-Pont, I., Lacroix, C., Jezequel, R., Soudant, P., ... & Rivière, G. (2017). Ocorrência e efeitos de aditivos plásticos em ambientes e organismos marinhos: uma revisão. Chemosphere, 182, 781-793.

Hidalgo-Ruz, V., Gutow, L., Thompson, R. C., & Thiel, M. (2012). Microplásticos no ambiente marinho: uma revisão dos métodos utilizados para identificação e quantificação. Environmental Science & Technology, 46(6), 3060-3075.

Horton, A. A., Jürgens, M. D., Lahive, E., van Bodegom, P. M., & Vijver, M. G. (2018). A influência da exposição e da fisiologia na ingestão de microplásticos pelo peixe de água doce Rutilus rutilus (barata) no rio Tamisa, Reino Unido. Environmental Pollution, 236, 188-194.

Horton, A. A., Walton, A., Spurgeon, D. J., Lahive, E., & Svendsen, C. (2017). Microplásticos em ambientes de água doce e terrestres: Avaliar a compreensão atual para identificar as lacunas de conhecimento e as futuras prioridades de investigação. Ciência do ambiente total, 586, 127-141.

Hurley, R. R., & Nizzetto, L. (2018). Destino e ocorrência de micro (nano) plásticos nos solos: Lacunas de conhecimento e possíveis riscos. Opinião atual em ciência e saúde ambiental, 1, 6-11.

Imhof, H. K., Ivleva, N. P., Schmid, J., Niessner, R., & Laforsch, C. (2013). Contaminação de sedimentos de praia de um lago subalpino com partículas microplásticas. Current Biology, 23(19), R867-R868.

IMO. (2018). Convenção Internacional para a Prevenção da Poluição por Navios (MARPOL). https://www.imo.org/en/OurWork/Environment/PollutionPrevention/PlasticGarbag e/Pages/Default.aspx

Inyang, M., Gao, B., Yao, Y., Xue, Y., Zimmerman, A., Mosa, A., & Pullammanappallil, P. (2016). Uma revisão do biochar como um adsorvente de baixo custo para a remoção aquosa de metais pesados. Revisões críticas em ciência e tecnologia ambiental, 46 (4), 406-433.

Jambeck, J. R., Geyer, R., Wilcox, C., Siegler, T. R., Perryman, M., Andrady, A., ... & Law, K. L. (2015). Entradas de resíduos plásticos da terra para o oceano. Science, 347(6223), 768-771.

Käppler, A., Fischer, D., Oberbeckmann, S., Schernewski, G., Labrenz, M., Eichhorn, K. J., & Voit, B. (2016). Análise de microplásticos ambientais por microespectroscopia vibracional: FTIR, Raman ou ambos? Analytical and Bioanalytical Chemistry, 408(29), 8377-8391.

Kershaw, P. J. (2016). Detritos plásticos marinhos e microplásticos - lições globais e investigação para inspirar acções e orientar a mudança de políticas.

Kershaw, P. J., & Rochman, C. M. (2015). Sources, fate and effects of microplastics in the marine environment: part 2 of a global assessment (Fontes, destino e efeitos dos microplásticos no ambiente marinho: parte 2 de uma avaliação global). Relatórios e Estudos-IMO/FAO/Unesco-IOC/WMO/IAEA/UN/UNEP Grupo Conjunto de Peritos sobre os Aspectos Científicos da Proteção do Ambiente Marinho (GESAMP) Eng n.º 93.

Koelmans, A. A., Bakir, A., Burton, G. A., & Janssen, C. R. (2016). Microplástico como vetor de produtos químicos no ambiente aquático: Revisão crítica e reinterpretação de estudos empíricos com base em modelos. Environmental science & technology, 50(7), 3315-3326.

Koelmans, A. A., Besseling, E., & Shim, W. J. (2015). Nanoplásticos no ambiente aquático. Revisão crítica. Lixo antropogénico marinho, 325-340.

Koelmans, A. A., Nor, N. H. M., Hermsen, E., Kooi, M., Mintenig, S. M., & De France, J. (2019). Microplásticos em águas doces e água potável: Revisão crítica e avaliação da qualidade dos dados. Water Research, 155, 410-422.

Koelmans, Albert A., et al. "Plastic as a carrier of POPs to aquatic organisms: a model analysis." Environmental science & technology 47.14 (2013): 7812-7820.

Kole, P. J., Löhr, A. J., Van Belleghem, F. G., & Ragas, A. M. (2017). Desgaste de pneus: uma fonte furtiva de microplásticos no meio ambiente. Revista Internacional de Investigação Ambiental e Saúde Pública, 14(10), 1265.

Kooi, M., Nes, E. H. V., Scheffer, M., & Koelmans, A. A. (2017). Altos e baixos no oceano: efeitos da bioincrustação no transporte vertical de microplásticos. Environmental science & technology, 51(14), 7963-7971.

Kumar, R., Verma, A., Rakib, M. R. J., Gupta, P. K., Sharma, P., Garg, A., ... & Aminabhavi, T. M. (2023). Comportamento de adsorção de micro (nano) plásticos através de biochar: Coexistência, consequências e desafios em ecossistemas contaminados. Science of The Total Environment, 856, 159097.

Lebreton, L., Egger, M., & Slat, B. (2019). Um orçamento de massa global para detritos macroplásticos positivamente flutuantes no oceano. Relatórios científicos, 9(1), 12922.

Leslie, H. A., Van Velzen, M. J., Brandsma, S. H., Vethaak, A. D., Garcia-Vallejo, J. J., & Lamoree, M. H. (2017). Microplásticos a caminho: Medições de campo no delta do rio holandês e nos canais de Amesterdão, estações de tratamento de águas residuais, sedimentos do Mar do Norte e biota. Environment International, 101, 133-142.

Li, C., Busquets, R., & Campos, L. C. (2020). Avaliação de microplásticos em sistemas de água doce: A review. Ciência do Ambiente Total, 707, 135578.

Li, J., Yang, D., Li, L., Jabeen, K., & Shi, H. (2015). Microplásticos em bivalves comerciais da China. Environmental pollution, 207, 190-195.

Li, L., Luo, Y., Li, R., Zhou, Q., Peijnenburg, W. J., Yin, N., ... & Zhang, Y. (2020). Absorção eficaz de plásticos submicrométricos por plantas cultivadas por meio de um modo de entrada de crack. Sustentabilidade da Natureza, 3(11), 929-937.

Litter, M. I., & Ahmad, A. (2023). Aplicações industriais de nanopartículas.

Löder, M. G., & Gerdts, G. (2015). Metodologia utilizada para a deteção e identificação de microplásticos - Uma avaliação crítica. Marine Anthropogenic Litter, 201-227.

Löder, M. G., Imhof, H. K., Ladehoff, M., Löschel, L. A., Lorenz, C., Mintenig, S., & Gerdts, G. (2017). Purificação enzimática de microplásticos em amostras ambientais. Ciência e Tecnologia Ambiental, 51(24), 14283-14292.

Luo, Z., Yao, B., Yang, X., Wang, L., Xu, Z., Yan, X., ... & Zhou, Y. (2022). Novos insights sobre a adsorção de contaminantes orgânicos por biochar: uma revisão. Chemosphere, 287, 132113.

Lusher, A., Singdahl-Larsen, C., Jaccard, P. F., van Bavel, B., Valestrand, L., Harvey, E. T., & Andersen, J. H. (2021). Amostragem frequente de partículas microplásticas em águas superficiais nas partes abertas do Kattegat e Great Belt, Dinamarca. NIVA-rapport.

MacArthur, E. (2017). A nova economia dos plásticos: Repensar o futuro dos plásticos e catalisar a ação. Fundação Ellen MacArthur: Cowes, Reino Unido, 68.

Mato, Y., Isobe, T., Takada, H., Kanehiro, H., Ohtake, C., & Kaminuma, T. (2001). Pellets de resina plástica como meio de transporte de produtos químicos tóxicos no ambiente marinho. Environmental Science & Technology, 35(2), 318-324.

Mattsson, K., Johnson, E. V., Malmendal, A., Linse, S., Hansson, L. A., & Cedervall, T. (2017). Danos cerebrais e distúrbios comportamentais em peixes induzidos por nanopartículas de plástico entregues através da cadeia alimentar. Scientific Reports, 7(1), 11452.

Murphy, F., Ewins, C., Carbonnier, F., & Quinn, B. (2016). Obras de tratamento de águas residuais (WwTW) como fonte de microplásticos no ambiente aquático. Environmental Science & Technology, 50(11), 5800-5808.

Napper, I. E., & Thompson, R. C. (2016). Libertação de fibras plásticas microplásticas sintéticas de máquinas de lavar domésticas: Efeitos do tipo de tecido e das condições de lavagem. Marine pollution bulletin, 112(1-2), 39-45.

Conferência Nacional das Legislaturas Estaduais. (2020). Legislação sobre plásticos. https://www.ncsl.org/research/environment-and-natural-resources/plastics-legislation.aspx

Administração Nacional Oceânica e Atmosférica. (n.d.). What You Can Do to Reduce Marine Debris (O que pode fazer para reduzir os detritos marinhos). https://marinedebris.noaa.gov/learn/prevent-macroplastics

Neves, D., Sobral, P., Ferreira, J. L., & Pereira, T. (2015). Ingestão de microplásticos por peixes comerciais ao largo da costa portuguesa. Boletim de poluição marinha, 101(1), 119-126.

Nizzetto, L., Bussi, G., Futter, M. N., Butterfield, D., & Whitehead, P. G. (2016). Uma avaliação teórica do transporte de microplásticos em bacias hidrográficas e sua retenção por solos e sedimentos fluviais. Environmental Science: Processes & Impacts, 18(8), 1050-1059.

Nizzetto, L., Langaas, S., & Futter, M. (2016). Poluição: Será que os microplásticos se espalham para os solos agrícolas? Nature, 537(7621), 488.

Nuelle, M. T., Dekiff, J. H., Remy, D., & Fries, E. (2014). Uma nova abordagem analítica para monitorar microplásticos em sedimentos marinhos. Environmental Pollution, 184, 161-169.

Olofsson, U., Piyush, C., Alemani, M., Gialannela, S., & Straffelini, G. (2015). Caracterização de partículas de desgaste e rastos de materiais de travões de disco: uma abordagem multianalítica. In Eurobrake 2015, Dresden, Alemanha, 4-6 de maio de 2015.

Associação da Indústria dos Plásticos. (2020). Microplásticos. https://www.plasticsindustry.org/issues/microplastics

Prata, J. C. (2018). Microplásticos em águas residuais: Estado do conhecimento sobre fontes, destino e soluções. Marine pollution bulletin, 129(1), 262-265.

Prata, J. C., da Costa, J. P., Lopes, I., Duarte, A. C., & Rocha-Santos, T. (2020). Exposição ambiental a microplásticos: Uma visão geral sobre os possíveis efeitos na saúde humana. Science of the Total Environment, 702, 134455.

Qi, Y., Yang, X., Pelaez, A. M., Lwanga, E. H., Beriot, N., Gertsen, H., ... & Geissen, V. (2018). Macro e microplásticos no sistema solo-planta: Efeitos dos resíduos de filme de cobertura plástica no crescimento do trigo (Triticum aestivum). Ciência do Ambiente Total, 645, 1048-1056.

Rassaei, F. (2022). Efeito de duas fontes diferentes de emenda orgânica nas caraterísticas do solo e nas formas químicas do cádmio. Agrochimica: Revista Internacional de Química Vegetal, Ciência do Solo e Nutrição Vegetal da

Universidade de Pisa: 66, 4, 2022, 277-293. https://doi.org/10.12871/00021857202244

Rassaei, F. (2023). Avaliação da eficácia da gestão da água e da adição de palha de trigo na mitigação das emissões de metano dos arrozais. Environmental Progress & Sustainable Energy, 42(5), e14168. https://doi.org/10.1002/ep.14168

Rassaei, F. (2023). Efeitos do biochar no solo argiloso calcário contaminado com cádmio em arrozais: Um estudo sobre a cinética de adsorção e a absorção de cádmio. Paddy and Water Environment, 21(3), 389-400. https://doi.org/10.1007/s10333-023-00937-7

Rassaei, F. (2023). Explorando o potencial do tratamento com fucoxantina para aliviar os efeitos da poluição microplástica no crescimento do milho. Contaminação do solo e sedimentos: An International Journal, 1-30. https://doi.org/10.1080/15320383.2023.2258413

Rassaei, F. (2023). O biochar de bagaço de cana-de-açúcar altera a cinética de sorção e a absorção de cádmio de arroz (Oryza sativa L.) em um solo de arroz. Gesunde Pflanzen, 75(5), 2101-2110. https://doi.org/10.1007/s10343-023-00860-1

Rassaei, F. (2024). Unlocking the Power of Biochar: Harnessing Nature's Black Gold. Ivetrici (Ed.). London: LAP Lambert Academic Publishing. ISBN: 978-620-7-44868-5.

Rassaei, F. (2024). Biochar melhora o crescimento do arroz e atenua a contaminação total de hidrocarbonetos de petróleo no solo: uma abordagem sustentável para a produção agrícola. Contaminação do solo e dos sedimentos: An International Journal, 1-26. https://doi.org/10.1080/15320383.2024.2345175

Rassaei, F. (2024). Quitosana como uma emenda orgânica para melhorar as propriedades do solo e o crescimento das plantas na presença de microplásticos de poliestireno. Environmental Progress & Sustainable Energy, 43(2), e14301. https://doi.org/10.1002/ep.14301

Rassaei, F. (2024). Interações entre EDDS e poliestireno: implicações para a saúde do solo e práticas de gestão. International Journal of Phytoremediation, 26(4), 504-523. https://doi.org/10.1080/15226514.2023.2250464

Rassaei, F. (2024). Impacto dos microplásticos de poliestireno na absorção de cádmio no milho (Zea mays L.) em um solo calcário contaminado com cádmio. Environmental Progress & Sustainable Energy, 43(1), e14230. https://doi.org/10.1002/ep.14230

Rassaei, F. (2024). Rendimento do arroz e emissões de dióxido de carbono num solo de arroz: uma comparação de biochar e microplásticos de poliestireno. Environmental Progress & Sustainable Energy, 43(1), e14217. https://doi.org/10.1002/ep.14217

Rassaei, F. (2024). Efeitos de diferentes taxas de biochar de cana-de-açúcar na melhoria dos efeitos adversos da salinidade em solo argiloso calcário". Comunicações em Ciência do Solo e Análise de Plantas. 1-12. https://doi.org/10.1080/00103624.2024.2305841.

Rassaei, F. (2023). Emissões de metano e rendimento de arroz em um solo de arroz: o efeito da interação de microplásticos de biochar e poliestireno. Paddy and Water Environment. 21, 85-97. https://doi.org/10.1007/s10333-022-00915-5

Rillig, M. C. (2012). Microplástico nos ecossistemas terrestres e no solo? Environmental Science & Technology, 46(12), 6453-6454.

Rillig, M. C., Lehmann, A., de Souza Machado, A. A., & Yang, G. (2019). Efeitos do microplástico nas plantas. New Phytologist, 223(3), 1066-1070.

Rillig, M. C., Ziersch, L., & Hempel, S. (2019). Transporte de microplástico no solo por minhocas. Scientific Reports, 7(1), 1362.

Rochman, C. M., Hoh, E., Kurobe, T., & Teh, S. J. (2013). A ingestão de plástico transfere substâncias químicas perigosas para os peixes e induz stress hepático. Scientific reports, 3(1), 1-7.

Ryan, P. G., Moore, C. J., van Franeker, J. A., & Moloney, C. L. (2009). Monitoring the abundance of plastic debris in the marine environment (Monitorização da abundância de detritos de plástico no ambiente marinho). Philosophical Transactions of the Royal Society B: Biological Sciences, 364(1526), 1999-2012.

Schwabl, P., Köppel, S., Königshofer, P., Bucsics, T., Trauner, M., Reiberger, T., ... & Liebmann, B. (2019). Deteção de vários microplásticos nas fezes humanas: uma série de casos prospectivos. Anais de medicina interna, 171(7), 453-457.

Setälä, O., Fleming-Lehtinen, V., & Lehtiniemi, M. (2014). Ingestão e transferência de microplásticos na teia alimentar planctónica. Environmental Pollution, 185, 77-83.

Sørensen, L., Groven, A. S., Hovsbakken, I. A., Del Puerto, O., Krause, D. F., Sarno, A., & Booth, A. M. (2021). A degradação UV de microfibras naturais e sintéticas causa fragmentação e liberação de produtos de degradação de polímeros e aditivos químicos. Science of the Total Environment, 755, 143170.

Steinmetz, Z., Wollmann, C., Schaefer, M., Buchmann, C., David, J., Tröger, J., ... & Schaumann, G. E. (2016). Mulching de plástico na agricultura. Trocar benefícios agronómicos a curto prazo por degradação do solo a longo prazo? Science of The Total Environment, 550, 690-705.

Sundt, P., Schulze, P., & Syversen, F. (2015). Sources of microplastic-pollution to the marine environment, Agência Norueguesa do Ambiente. Plastics in Cosmetics (A Fact Sheet. UNEP); UNEP Noruega: Mar do Norte, Noruega.

Fundação Surfrider. (2020). Proibição de plásticos de utilização única. https://www.surfrider.org/coastal-blog/entry/bans-on-single-use-plastics

Teuten, E. L., Saquing, J. M., Knappe, D. R. U., Barlaz, M. A., Jonsson, S., Björn, A., ... & Thompson, R. C. (2009). Transporte e libertação de químicos dos plásticos para o ambiente e para a vida selvagem. Philosophical Transactions of the Royal Society B: Biological Sciences, 364(1526), 2027-2045.

Thompson, R. C., Moore, C. J., vom Saal, F. S., & Swan, S. H. (2009). Os plásticos, o ambiente e a saúde humana: Consenso atual e tendências futuras. Philosophical Transactions of the Royal Society B: Biological Sciences, 364(1526), 2153-2166.

PNUA. (2016). Parceria Global sobre o Lixo Marinho (GPML). https://www.unep.org/explore-topics/oceans-seas/what-we-do/addressing-land-based-pollution/global-partnership-marine-litter

PNUA. (2018). Plásticos de utilização única: Um roteiro para a sustentabilidade. Programa das Nações Unidas para o Ambiente. https://www.unep.org/resources/report/single-use-plastics-roadmap-sustainability

Agência de Proteção Ambiental dos EUA. (n.d.). Managing Urban Runoff. https://www.epa.gov/npdes/controlling-stormwater-runoff-urban-areas

Wagner, M., Scherer, C., Alvarez-Muñoz, D., Brennholt, N., Bourrain, X., Buchinger, S., ... & Reifferscheid, G. (2014). Microplásticos em ecossistemas de água doce: o que sabemos e o que precisamos de saber. Ciências Ambientais Europa, 26(1), 1-9.

Wagner, M., Scherer, C., Alvarez-Muñoz, D., Brennholt, N., Bourrain, X., Buchinger, S., ... & Oehlmann, J. (2014). Microplásticos em ecossistemas de água doce: o que sabemos e o que precisamos de saber. Ciências do Ambiente Europa, 26(1), 1-9.

Wang C, Tang J, Yu H, Wang Y, Li H, Xu S, Li G, Zhou Q. (2022). Poluição por microplásticos no ambiente do solo: Characteristics, Influencing Factors, and Risks (Caraterísticas, factores de influência e riscos). Sustainability. 14(20):13405. https://doi.org/10.3390/su142013405

Wang, H., Chu, Y., Fang, C., Huang, F., Song, Y., & Xue, X. (2017). Sorção de tetraciclina em biochar derivado de palha de arroz sob diferentes temperaturas. PLoS One, 12(8), e0182776.

Waste, P. (2018). uma estratégia europeia para proteger o planeta, defender os nossos cidadãos e capacitar as nossas indústrias. URL: http://ec. europa. eu/growth/content/plastic-waste-european-strategy-protect-planet-defend-our-citizens-and-empower-our_en (дата звернення: 06.05. 2019).

Woodall, L. C., Sanchez-Vidal, A., Canals, M., Paterson, G. L., Coppock, R., Sleight, V., Calafat, A., Rogers, A. D., Narayanaswamy, B. E., & Thompson, R. C. (2014). O mar profundo é um grande sumidouro de detritos microplásticos. Royal Society Open Science, 1(4), 140317.

Wright, S. L., & Kelly, F. J. (2017). Plástico e saúde humana: Um micro problema? Ciência e Tecnologia Ambiental, 51(12), 6634-6647.

Wright, S. L., Thompson, R. C., & Galloway, T. S. (2013). Os impactos físicos dos microplásticos nos organismos marinhos: A review. Environmental Pollution, 178, 483-492.

Zarfl, C., & Matthies, M. (2010). As partículas de plástico marinho são vectores de transporte de poluentes orgânicos para o Ártico? Marine Pollution Bulletin, 60(10), 1810-1814.

Zhang, Q., Xu, E. G., Li, J., Chen, Q., Ma, L., Zeng, E. Y., & Shi, H. (2020). Uma revisão dos microplásticos no sal de mesa, na água potável e no ar: Exposição humana direta. Ciência e Tecnologia Ambiental, 54(7), 3740-3751.

Zhao, S., Danley, M., Ward, J. E., Li, D., & Mincer, T. J. (2017). Uma abordagem para extração, caraterização e quantificação de microplástico em neve marinha natural usando microscopia Raman. Analytical methods, 9(9), 1470-1478.

Zhou, Y., Wang, J., Zou, M., Jia, Z., Zhou, S., & Li, Y. (2020). Microplásticos em solos: Uma revisão dos métodos, ocorrência, destino, transporte, riscos ecológicos e ambientais. Ciência do Ambiente Total, 748, 141368.

Ziajahromi, S., Neale, P. A., Rintoul, L., & Leusch, F. D. (2017). Estações de tratamento de águas residuais como um caminho para microplásticos: Desenvolvimento de uma nova abordagem para amostrar microplásticos baseados em águas residuais. Water Research, 112, 93-99.

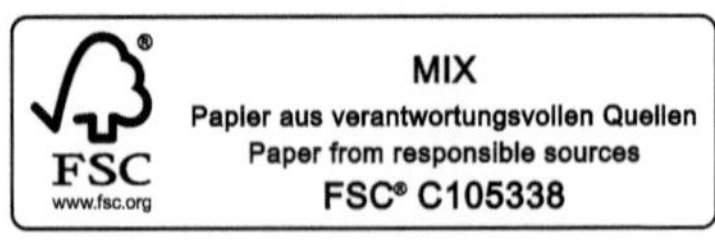

Printed by Books on Demand GmbH, Norderstedt / Germany